O VÍRUS COMO FILOSOFIA

REFLEXÕES DE EMERGÊNCIA SOBRE A COVID-19

A FILOSOFIA COMO VÍRUS

andityas soares de moura costa matos & francis garcía collado

GLAC edições

a GLAC edições compreende que alguns dos livros–textos publicados por ela devem servir ao uso livre. portanto, que se reproduza este com ou sem autorização, apenas citando a fonte e sem fins comerciais.

PREFIXO EDITORIAL
65-86598

O VÍRUS COMO FILOSOFIA
A FILOSOFIA COMO VÍRUS
REFLEXÕES DE EMERGÊNCIA SOBRE A COVID-19

Andityas Soares de Moura Costa Matos
& Francis García Collado

ISBN . Iª EDIÇÃO
978-65-86598-05-6

<u>autores</u> Andityas Soares de Moura Costa Matos
& Francis García Collado
<u>tradução</u> Andityas Soares de Moura Costa Matos
<u>capa e ilustrações</u> Pedro Andrada
<u>edição e proj. gráfico</u> Leonardo Araujo Beserra
<u>coedição e preparação</u> Gustavo Motta
<u>revisão</u> Lia Urbini

© Andityas Soares de Moura Costa Matos
& Francis García Collado, 2020

© Edicions Bellaterra, CATALUNYA, 2020
título original: *El virus como filosofía . La filosofía como virus – Reflexiones de emergencia sobre la pandemia de COVID-19*

© GLAC edições, setembro de 2020
rua conselheiro ramalho, 945, 1º andar, sala 4, 01325-001
bela vista, são paulo – sp | glacedicoes@gmail.com

05 . INTRODUÇÃO :
o sonho de Thanos

I . LEITURAS FILOSÓFICAS
DA PANDEMIA : Agamben,
Nancy, Esposito, Žižek, **13**
Butler, Han, Preciado, Bifo,
Badiou, Coccia e Mbembe

II . ENTRE O VIVO E O
NÃO-VIVO : o que é um vírus? **29**

III . PARA ALÉM DA
OPOSIÇÃO NATUREZA
E CULTURA : evento, intrusão **43**
de Gaia e Antropoceno

IV . CONTROLE DA
PANDEMIA : o modelo
soberano europeu e o modelo **53**
algorítmico asiático

V . AS RESPOSTAS TANATO-
POLÍTICAS E NECROPOLÍ-
TICAS DA BIOARZTQUIA À **63**
COVID-19 : medo e governa-
mentalidade na pandemia

VI . BIORRESISTÊNCIA E
BIOEMERGÊNCIA : **81**
mutar para sobre/viver

. CONCLUSÃO :
o que aconteceu com
91 o futuro? nunca será
como antes

Nota bene: a ordem de aparição dos nomes dos autores segue um critério estritamente alfabético. A obra pode ser citada segundo tal critério ou qualquer outro.

Dedicamos este livro a todas aquelas e aqueles profissionais de saúde que, resistindo à sedução da bioarztquia, realizam uma modesta e anônima parrhesia ao cuidar de nossas vidas e arriscar as suas.

[...] *οὐχ ἡσυχάζων ἐν πόλει φόβου πλέα.*
[...] não ficar calado em uma cidade cheia de medo.
Eurípides, *Íon*, v. 601

. INTRODUÇÃO :

o sonho
de Thanos

Se há um elemento teórico sobre a morte que tanto a concepção clássica humanística quanto sua versão mais *pop* – encarnada nos quadrinhos e filmes da Marvel, por exemplo – têm em comum é a tentadora (e tola) ideia da morte como grande igualadora. Deixemos de lado a concepção clássica, que diz que essa hora chega para todos, como se a diferença entre viver e sobreviver não fosse relevante. Passemos a outra perspectiva, defendida pelos seguidores da teoria vingadora de Gaia temperada com toques malthusianos, que parece considerar que as pandemias e as catástrofes são mecanismos de defesa do planeta contra quem o fere, tendo por fundamento o problema objetivo da superpopulação. Aqui nos referimos à teoria divulgada nos filmes dos *Vingadores* por Thanos, personagem oriundo dos quadrinhos, vilão e apaixonado servidor da morte. Para ele, a iminente chegada de pandemias, guerras, fomes e catástrofes climáticas, geradas pelo aumento da população no Universo e pelo consumo incessante dos recursos de todos os planetas, exige a aplicação de um plano cuja aleatoriedade ele confunde com uma suposta natureza democrática. Para Thanos – e a coincidência etimológica com a divindade grega da morte (*Thánatos*) não pode passar despercebida –, esse caráter aparentemente equitativo e justo, que permitiria salvar o Universo de sua destruição, surgiria em sentido literal de um estalar de dedos que eliminaria metade da população do cosmos, sem nenhuma distinção reconhecível. A população – tanto de poderosos, ricos e sãos como de comuns, pobres e doentes, todos em partes iguais – seria reduzida à metade.

Agora, em plena intrusão de um novo coronavírus, o sonho de Thanos parece ter ressurgido para aqueles que veem o vírus como agente imunológico a serviço do planeta Terra, aplicando assim a justiça ancestral. Para outros, o coronavírus apenas evidencia que todos estamos reduzidos a mera vida biológica graças à nossa equitativa fragilidade diante do vírus que, como sempre, não faz nenhuma distinção. Todavia, não deveríamos desconsiderar que, longe da justiça poética que esse caráter supostamente igualador do metafórico estalar de dedos traria consigo, esse vírus *coroado*, que faz se levantarem certas vozes a favor de uma gestão cada vez mais pormenorizada da vida pelos especialistas, na verdade maximiza os mecanismos de poder que estão *para além da biopolítica*, como expusemos em recente livro homônimo. Tal se dá mediante a proliferação dos mandatos da bioarztquia[1] fundada na razão farmacêutica que, de maneira astuta, utilizando *big data*, algoritmos, aplicativos geolocalizáveis para celular, planos de saúde e meios de comunicação, tece

▬

1 - Apresentamos e discutimos nosso conceito de *bioarztquia* no livro "irmão" deste que ora se lê, *Más allá de la biopolítica: biopotencia, bioarztquía, bioemergencia*, publicado na Espanha (Girona: Documenta Universitaria, 2020): "*Não deveria nos surpreender o fato de que a palavra 'médico', em alemão Arzt, tenha sua origem na palavra grega "chefe". Esse conhecido e dual sentido a que se refere a palavra* arkhé (ἀρχή) *e que em suas origens encarnava a figura do* arquiatra (ἀρχίατρος) *já remetia ao poder do médico de ditar a hora da morte e a hora da vida. Os arquiatras eram precisamente os médicos dos monarcas e é no mínimo curioso que a palavra 'médico' em alemão se refira a 'chefe'* (ἀρχή) *e não ao vocábulo grego para 'médico'* (ἰατρός)*, trazendo ao primeiro plano a importância do poder e não tanto da prática médica característica desse conceito. Tal também se evidencia, por exemplo, no âmbito da psiquiatria – literalmente: "médico da alma"* (ψυχή ἰατρός) *– quando, ao invés de se dedicarem àqueles que demandam seus inestimáveis serviços, os psiquiatras agem como braços normalizadores da produtividade e da otimização constante do outro visto como sujeito submetido às demandas do capital. Talvez tenha chegado o momento de abandonar a ideia de bioarquia, que autores como Esposito atribuem de maneira acertada ao nazismo, para qualificar nossa época, centrada na capacidade nootrópica característica da razão farmacêutica, como* bioarztquia" (Francis GARCÍA COLLADO e Andityas MATOS, p. 86).

INTRODUÇÃO – **7**

as redes da nova governamentalidade, literalmente um governo das mentes que cuidará de nossa existência opondo-se a nossa vida. Mas que ninguém se equivoque, já que o poder bioárztquico, que leva o especialista médico a representar o papel predominante de chefe, sacerdote e xamã cujas decisões não podem nem devem ser desconsideradas, apenas escancara as portas de um fascismo biotecnológico que, em nome de uma "Vida" abstrata, pretende arrebatar nossas reais e frágeis vidas. Nessa nova forma de governo da mente, o melhor modo de se colocar a serviço da Vida é se transformar em um general da morte, como o velho Thanos.

Eliminar os fatores jurídicos, singulares, pessoais, individuais, entre outros, ou seja, reduzir o *bíos* a pura *zoé*, a mera vida animal, em nome da conservação da população em números macro, exige que nos afastemos da antiga divisa da "imunidade de rebanho" utilizada por epidemiologistas e virologistas para acabar aceitando o simples "confinamento de rebanho". A efetividade do *slogan* bioárztquico se revela na constante demanda de autoisolamento e de detecção sintomatológica, as quais acabam reduzindo cada uma das singularidades que somos a meros objetos médicos cujas subjetividades e racionalidades parecem preocupadas apenas com a identificação de sinais patológicos. Para tanto, somos instados a informar pelos aplicativos nossos variados sintomas, além de autorizar, em um estado de exceção permanente que os governos pretendem disfarçar sob as vestes de um estado de alarme, o controle total de cada um de nós em todos os aspectos de nossas vidas, e tudo isso com um largo sorriso ou cheios de estúpida suficiência em relação à responsabilidade coletiva, como quando, postados na janela, insultamos o outro, julgando-o por ir à rua sem que saibamos os motivos que o obrigaram a tanto. A outra face dessa moeda no Brasil é o cidadão individualista e irresponsável, quase sempre afinado com o credo bolsonarista, que se aglomera e deixa de usar máscaras em espaços públicos em nome de sua "liberdade".

A condenação e a submissão da vida singular em nome da Vida com maiúscula ou da "vida autêntica" não é nova; trata-se do fármaco de origem platônica – em sua arcaica significação dual de veneno e remédio – mais efetivo que já existiu e cuja extensa sombra chega até nossos dias. Em realidade, o sonho de Thanos é um pesadelo que nada tem de igualador, pretendendo, antes, recobrar tanto o poder total sobre a população quanto acentuar o desequilíbrio entre ricos e pobres. Para isso, a política de confinamento põe em marcha um tipo de darwinismo industrial que, quando for chegado o momento de reabrir lojas e espaços, permitirá que tenham sobrevivido à crise da vez – agora disfarçada de intrusão viral – apenas os monstros, quer dizer, as grandes plataformas de vendas, as imensas empresas e cadeias de serviços que vão desde supermercados até sapatarias.

Nessa ameaça viral, o sonho de Thanos é criar uma forma mais efetiva de necropolítica, uma que acabe por submeter integralmente os sujeitos ao poder dos mercados respaldados pela eterna genuflexão do Estado, ao mesmo tempo que este destrói as vidas que lhe parecem descartáveis. Prova disso é a gestão necropolítica – ou seja, a tomada de decisões que deliberadamente causaram e causam inúmeras mortes – dos campos de refugiados, dos desempregados e dos pobres (ainda que muitos deles tenham trabalho formal) nas cidades em que milhões de pessoas sofrem com a pobreza ou não podem pagar por uma moradia em razão dos abusivos aluguéis; como é também o caso dos milhões de favelados ou dos imigrantes que se amontoam nas

INTRODUÇÃO – **9**

fronteiras fugindo da dor, da fome, da morte, da tortura e da miséria. Algo que, como bem indicou Foucault, surge a partir da entrada em vigor, depois da Segunda Guerra Mundial, do Plano Beveridge, que indicava que os Estados deviam se ocupar não com evitar as mortes de seus cidadãos, mas com sua saúde e sua qualidade de vida – o que hoje, envolto em teias de aranha jurídicas que pretendem afirmar "direitos humanos", parece ter se convertido em pouco mais do que uma piada de mau gosto baseada em discursos vazios.

Tudo isso não é apenas provável, como já está em curso. Nada obstante, a pandemia de COVID-19 é um evento único e incontrolável, um amálgama de elementos naturais e culturais cujos efeitos ainda não podem ser medidos. Dessa maneira, para além de um possível aprofundamento da gestão necropolítica neoliberal de nossas sociedades, a pandemia abre possibilidades para sua deposição, com o surgimento de práticas colaborativas, autônomas e coletivas capazes de enfrentar tanto o novo coronavírus como o capitalismo, que pretende instrumentalizá-lo para seus próprios fins. Nesse sentido, a pandemia já nos presta excelentes serviços ao desmascarar o que de fato são nossos governos e nossas economias: máquinas construídas para explorar as vidas consideradas indignas de serem vividas e proteger aquelas que de fato contam, ou seja, aquelas que, mais do que ser, *têm*.

Nada está decidido de uma vez por todas na situação pandêmica em que sobrevivemos porque as potências e os poderes estão em luta. Precisamos então saber ler nosso presente de maneira crítica e entender as apostas, as estratégias e as táticas que nos cabem neste momento, para que, da pandemia, possam surgir alternativas efetivas ao insustentável capitalismo neoliberal e necropolítico que nos oprime. Este livro pretende contribuir com essa tarefa do pensamento, em especial agora, quando a filosofia parece inútil diante de várias necessidades mais urgentes. Todavia, é esse excesso da filosofia, esse seu caráter propriamente "inútil", o elemento que pode nos fazer lembrar que a vida humana é mais do que respirar e existir: é também, irrenunciavelmente, pensar. Considerando as coisas desse ponto de vista, poderemos talvez passar de um *vírus como filosofia* – ou seja, de um discurso totalizante e pandêmico que domina todos os aspectos de nossas existências – a uma *filosofia como vírus*, quer dizer, à compreensão da filosofia como um corpo estranho que nos invade e nos leva a mutar se quisermos viver. Essa, quem sabe, será a lição do vírus.

O vírus é algo que, não sendo nem vivo nem morto, invade um corpo – individual ou social – para arrancá-lo da normalidade e desafiar suas potências. Nesse sentido, a filosofia, esse pensamento carente de fundamentos últimos – porque sempre mutantes –, pode ser entendida como um agente viral capaz de contribuir para o desafio de compreender e agir em um presente como o nosso, quando atingimos uma zona de indeterminação que parece se renovar a cada dia. Só o pensar crítico-filosófico é capaz de ir além das narrativas convencionais, que veem na atual pandemia de COVID-19 um problema médico-sanitário e econômico, e nela enxergar o que de fato é: uma intrusão totalizante e incomensurável na rotina do planeta, que pode dar lugar a uma nova ética do comum e do cuidado ou, ao contrário, a um enorme dispositivo biopolítico à disposição dos governos e dos mercados para o incremento do controle e do disciplinamento. Diante desse cenário em que o futuro está suspenso e permanecem abertas as possibilidades de destituição do capitalismo ou de seu aprofundamento – tanto em sua versão neoliberal ocidental quanto em sua versão autoritária-algorítmica oriental –, este livro pretende ler a pandemia a partir de sua inadequação em relação às díades que marcam nossa experiência, como natureza e cultura, indivíduo e sociedade, vida e morte etc. Para tanto, são discutidas algumas das recentes interpretações filosóficas dedicadas à pandemia, de modo a destacar sua insuficiência quando confrontadas com o radicalmente novo, que só pode ser entendido a partir de uma consideração de seu caráter agenciador de subjetividades.

Por fim, talvez ninguém devesse desconsiderar que as decisões bioárztquicas tomadas diante dessa pandemia – que resultam mais de um pretexto do que de uma origem viral – tenham surgido em um momento político internacional marcado por episódios de resistência que vão desde os movimentos democráticos de Hong Kong até os coletes amarelos na França, passando pela intensificação das lutas antifascistas em diversos países latino-americanos, assim como pelas demandas de autodeterminação ou de maior autonomia mediante referendos na Catalunha, na Itália e na Escócia, entre outros. Assim, como discutimos em nosso livro anterior, *Para além da biopolítica: bioarztquia, biopotência, bioemergência*, estamos em um terreno que realiza e supera a biopolítica. Adeus ao sonho de Thanos! Bem-vindos à nova expressão do fascismo biotecnológico controlado pela bioarztquia – um fascismo que foi exigido aos berros pelo rebanho que vê no controle algorítmico a solução para um medo da morte que, na verdade, sempre foi um terrível medo de viver. Contra isso, o que temos é muito pouco. É só filosofia. Mas há mais de vinte e sete séculos alguns gregos obscuros descobriram que filosofia significa arte de viver. Não só discurso, mas prática de si. Simplesmente vida.

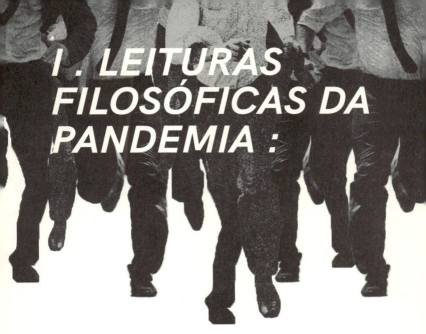

I. LEITURAS FILOSÓFICAS DA PANDEMIA :

Agamben, Nancy, Esposito, Žižek, Butler, Han, Preciado, Bifo, Badiou, Coccia e Mbembe

A pandemia de COVID-19 é um evento capaz de deslocar as estruturas de pensamento já postas, o que indica a necessidade de se constituir novas abordagens. Nesse sentido, é interessante notar como filósofos e pensadores de grande popularidade vêm tentando compreender a pandemia a partir de seus próprios esquemas conceituais – alguns deles desenvolvidos há décadas – sem nada acrescentar de novo, como se a COVID-19 fosse apenas mais um acontecimento do real facilmente inserível em modelos preexistentes.[2] Ainda que algumas dessas análises sejam pertinentes e tragam elementos críticos importantes para o debate, nenhuma delas consegue ir além dos horizontes impostos por suas próprias estruturas, como se a realidade devesse se render à teoria, em um movimento muito similar àquela suposta resposta de Hegel, dada a um aluno que o questionava acerca da incompatibilidade de seu pensar em relação ao mundo real: "Se minhas teorias não se adaptam aos fatos, pior para os fatos".

Nesse sentido, antes de apresentarmos os elementos que julgamos adequados para se compreender o evento COVID-19, é necessário passar em revista rapidamente algumas das principais análises filosóficas a ele dedicadas, de modo a sublinhar não apenas seus acertos parciais, mas em especial suas limitações, a partir das quais desenvolvemos nosso pensamento.

A primeira apreciação teórica dedicada à pandemia é também uma das melhores, muito embora tenha falhas. Trata-se do breve conjunto de textos que **Giorgio Agamben** tem escrito em sua coluna no *site* da editora *Quodlibet*, intitulados *L'invenzione di un'epidemia* ("A

---

2 - Ideia desenvolvida por Murilo CORRÊA e Anditya MATOS no artigo "Viral intrusion", em *Naked Punch*, 31.mar.2020, disponível em: http://www.nakedpunch.com/articles/308.

invenção de uma epidemia", de 26 de fevereiro), *Contagio* ("Contágio", de 11 de março), *Chiarimenti* ("Esclarecimentos", de 17 de março), *Riflessioni sulla peste* ("Reflexões sobre a peste", de 27 de março), *Distanziamento sociale* ("Distanciamento social", de 6 de abril), *Una domanda* ("Uma pergunta", de 14 de abril), *Fase 2* (de 20 de abril), *Nuove Riflessioni* ("Novas reflexões", de 22 de abril), *Sul vero e sul falso* ("Sobre o verdadeiro e o falso", de 28 de abril), *La medicina come religione* ("A medicina como religião", de 2 de maio), *Biosicurezza e politica* ("Biossegurança e política", de 11 de maio), *Due vocabuli infami* ("Dois vocábulos infames", de 10 de julho), *Che cos'è la paura?* ("O que é o medo?", de 13 de julho) e *Stato di eccezione e stato di emergenza* ("Estado de exceção e estado de emergência", de 30 de julho).[3] São textos curtos que exigem do leitor o conhecimento de alguns conceitos da obra de Agamben e, talvez por isso, foram deturpados e ferozmente criticados pela imprensa em geral e por alguns intelectuais. Agamben tem o mérito de ser um dos primeiros pensadores de peso a se posicionar publicamente em relação à epidemia e às medidas de controle surgidas a partir dela, provocando assim uma série de respostas diretas e inaugurando o debate filosófico sobre a COVID-19. Segundo Agamben, a epidemia – hoje, pandemia – é um dispositivo inventado para aprofundar a situação de exceção que há muito tempo se desenvolve no mundo ocidental. Já que a COVID-19 não seria mais letal do que uma gripe comum – sustentava Agamben –, não se justificariam as duras medidas de segurança e de isolamento exigidas pelas autoridades, o que geraria um círculo

---

3 - N. da E.: Traduções para o português dos textos debatidos neste capítulo estão dispersas em *sites* da internet, sendo facilmente encontráveis por meio de mecanismos de busca.

vicioso, pois as limitações da liberdade impostas pelos governos seriam aceitas pelas pessoas por conta de um insensato pânico induzido pelos próprios governos.

Ainda que se possa discutir se a COVID-19 é mesmo similar, em termos de letalidade, a uma gripe comum, o que nos parece central no argumento de Agamben é a crítica às pessoas que se deixam isolar docilmente em suas casas, abrindo mão de todos os valores e experiências coletivas para proteger a mera vida biológica, comparada pelo filósofo à vida nua. Assim, a situação de medo generalizado provocado pelo estado de exceção viral em que vivemos indica que os seres humanos já não creem em nada diferente da nua existência biológica, que deve ser salva a todo custo. Entretanto, com base no medo de se perder a vida, pode-se fundar apenas tiranias hobbesianas, jamais verdadeiras comunidades, em especial quando os seres humanos são separados por aquilo que deveria uni-los, preferindo a partir de agora contatos e relações virtuais diante do pavor inspirado pelo outro, transformado em um agente potencial da peste que é preciso manter a distância.

Em suas linhas gerais, a análise de Agamben parece convincente ao denunciar o rápido alastramento do estado de exceção e a individualização extrema e histérica que as pessoas se impõem. Todavia, a exemplo do que sempre acontece em sua obra, Agamben toma a situação europeia como um quadro geral aplicável a toda a humanidade, deixando de perceber as diferenças concretas que existem entre a disseminação pandêmica na Europa e em países periféricos como o Brasil, onde o maior problema não são as medidas de segurança e a extensão do estado de exceção – sempre presente de maneira ativa na formação do Estado brasileiro –, mas a ausência de condições sanitárias mínimas para a proteção de grande parte da população, que sequer tem acesso a serviços médicos básicos ou a água limpa para lavar as mãos. Se o medo é o afeto negativo que torna possível o aprofundamento da exceção na Europa, no Brasil é certamente o egoísmo e o racismo que confirmam um padrão histórico autoritário e desigual que apenas se intensifica com a pandemia.

Soma-se a isso, obviamente, o caso único e escandaloso do Brasil, no qual o Estado, representado pela risível figura de Jair Bolsonaro, recomenda que não se faça qualquer isolamento e que as pessoas retornem a seus trabalhos, já que a morte de alguns milhares seria inevitável e não se poderia descuidar da economia em razão de uma "gripezinha". Dessa maneira, se as medidas sanitárias europeias são criticadas por Agamben por conta de seu caráter biopolítico – que não é senão a outra face da tanatopolítica, como o filósofo demonstrou com rigor em sua obra *O poder soberano e a vida nua*[4] –, as autoridades brasileiras subservientes a Bolsonaro não podem ser encaixadas nessa análise de maneira imediata, dado que assumem posturas típicas da necropolítica, o que não é a mesma coisa que tanatopolítica. Com efeito, o problema em várias áreas do planeta não é que o cuidado com a vida dê lugar a técnicas de disciplinamento e de controle que limitam as liberdades individuais, mas sim que, com fundamento em diferenciações de ordem estritamente econômica que separam ricos e pobres, os poderes estatais passem a governar mediante a produção de cadáveres, tudo justificado pela necessidade de se manter ativa a economia.

---

4 - Giorgio AGAMBEN, *Homo sacer: il potere sovrano e la nuda vita* (Torino, Einaudi, 1995) [ed. bras.: *Homo Sacer: o poder soberano e a vida nua I*, trad. Henrique Burigo (Belo Horizonte, UFMG/Humanitas, 2002)].

O primeiro texto de Agamben foi rapidamente respondido por **Jean-Luc Nancy** em 27 de fevereiro, mediante a publicação de *Eccezione virale* ("Exceção viral"). Em um brevíssimo escrito extremamente crítico em relação ao de Agamben, Nancy argumenta que a exceção é viral, já que os fluxos biológicos, informáticos e culturais a que estamos expostos nos "pandemizaria" a todos, e os governos não passariam de "tristes executores" desse quadro geral. Ao final, Nancy termina o artigo revelando detalhes íntimos de sua amizade com Agamben, indicando de modo implícito que ele seria um irresponsável ou um irrealista, pois do mesmo modo que comparou de maneira inadequada a COVID-19 a uma gripe comum, Agamben teria aconselhado Nancy a não fazer um transplante de coração, procedimento sem o qual ele agora estaria morto. Para além desse lamentável e sem sentido argumento *ad hominem*, o texto de Nancy não apresenta qualquer contribuição válida, pois dizer que todos vivemos em uma pandemia cultural não inova em nada. Por outro lado, chamar os governos de simples executores de uma tendência pandêmico-exceptiva é algo mais grave, dado que, com o mesmo gesto, Nancy acaba por inscrever a história em uma ilusória linha de fatalidade e absolver de modo imediato os governos mundiais de suas ações criminosas em relação à pandemia.

Por sua vez, **Roberto Esposito** respondeu a Nancy com breves considerações em 28 de fevereiro no texto *Curati a oltranza* ("Curados até o fim"),[5] indicando

---

5 - Posteriormente, Esposito apresentou suas próprias ideias sobre a pandemia em uma entrevista em que fala a respeito de sua tese imunitária, afirmando que um excesso de proteção pode levar um organismo – individual ou social – à morte. Cf. Roberto ESPOSITO, "Il Coronavirus rafforzerà i sovranisti" ("O coronavírus fortalecerá os soberanistas"), em *The Huffington*

que a biopolítica – categoria que não integra o campo de reflexão de Nancy – é hoje inegável, mostrando-se em todos os cantos do mundo. Esposito faz uma crítica velada a Agamben – como é usual nas relações um tanto oblíquas entre ambos – e diz que algumas semanas de quarentena no "Sul" não podem ser comparadas ao fim da democracia, indicando, antes, a decomposição dos poderes públicos. Indícios desse movimento, que para Esposito não deve ser aproximado do totalitarismo, são, por um lado, a medicalização da política, que se dedica ao "cuidado" da população, e, por outro lado, a politização da medicina, que passa a se ocupar com processos de controle social que não lhe competem. Ainda que a análise sobre as autoimplicações médicas e políticas nos pareça válida, não pode passar despercebido o uso acrítico que Esposito faz da ideia de democracia, limitada ao funcionamento "normal" das instituições públicas, deixando de lado o problema de fundo extremamente grave – levantado por Agamben – relativo aos processos de subjetivação pelo medo e de aprofundamento das mediações virtuais durante a pandemia, fatos que decerto não se coadunam com dimensões efetivamente democráticas.

No mesmo dia em que foi publicado o texto de Nancy, **Slavoj Žižek** apresentou sua intervenção no debate intitulada *Coronavirus is 'Kill Bill'-esque blow to capitalism and could lead to reinvention of communism* ("Coronavírus é um golpe estilo *Kill Bill* para o capitalismo e pode levar à reinvenção do comunismo"),[6] depois

---

Post, 22.mar.2020, disponível em: https://www.huffingtonpost.it/entry/il-coronavirus-rafforzera-i-sovranisti_it_5e774fccc5b-6f5b7c545fa2f.

6 - N. da E.: Também publicado em português como "Bem-vindo ao deserto do viral! Coronavírus e a reinvenção do comunismo".

seguida por outros textos. No estilo superficial e espalhafatoso que garantiu sua fama, Žižek apresenta uma tese cândida que nos parece indefensável: a pandemia do coronavírus pode fazer surgir um novo comunismo global baseado na confiança dedicada às pessoas e à ciência. Evidentemente, a ideia de que o capitalismo corresponde a um sistema suicida que já não pode continuar a governar o mundo é correta em sua generalidade. Todavia, a aposta em um novo comunismo derivado da pandemia significa desconsiderar a imensa capacidade mutante e adaptativa do capitalismo, que pode muito bem se transformar em fascismo biotecnológico que explora as "oportunidades" abertas pela pandemia, ao perceber, por exemplo, que o consumo individualista daqueles que estão encerrados em suas casas se maximiza. Ademais, afirmar que o coronavírus é democrático e que todos estamos no mesmo barco é no mínimo surpreendente em um filósofo que se diz marxista. Žižek parece não perceber a grande desigualdade de distribuição dos riscos pandêmicos entre aqueles que se isolam e os que são obrigados a continuar a trabalhar, entre aqueles que têm seus salários garantidos e aqueles que não os têm, em suma, entre um professor de filosofia europeu confortavelmente isolado em seu gabinete e um favelado brasileiro que não possui sequer água potável para sua higiene pessoal.

Mais interessante do que o artigo de Žižek é o texto de **Judith Butler** publicado em 30 de março de 2020 no *site* da editora Verso com o título *Capitalism has its limits* ("O capitalismo tem seus limites"). Butler desenvolve a noção de precariedade presente em várias de suas obras, afirmando que o coronavírus em si mesmo não discrimina as pessoas, mas elas é que se discriminam entre si em razão do patriarcalismo, do nacionalismo, do racismo, da xenofobia e do capitalismo,

20

traçando a diferença entre vidas dolorosas, dignas de cuidado e luto, e vidas ingratas, indignas de serem protegidas do sofrimento e da morte. Dessa maneira, Butler vê com clareza que não há nada de democrático na pandemia, apresentando como exemplo terrificante a tentativa de Donald Trump de comprar com exclusividade para uso estadunidense uma vacina para a COVID-19 que estaria sendo desenvolvida na Alemanha. Muito embora o texto de Butler seja razoável e contenha argumentos plenamente defensáveis, ele se mantém em um nível generalista abandonado apenas para uma leitura da situação eleitoral estadunidense, deixando assim de analisar as novas precariedades e formas de controle social que surgem com o coronavírus.

Certamente essa não é uma censura que se possa fazer ao artigo *La emergencia viral y el mundo de mañana* ("A emergência viral e o mundo de amanhã")[7] de **Byung-Chul Han** – publicado em 21 de março –, no qual ele apresenta dois modelos de combate à pandemia. O primeiro deles, europeu, lança mão do velho conceito de soberania, e suas principais estratégias para conter a COVID-19 são o fechamento de fronteiras e o isolamento da população. Han entende que esse modelo é ineficaz diante do que ele chama de modelo asiático, baseado em técnicas algorítmicas capazes de "prever" onde e como se dará a transmissão viral, impedindo o contágio ao preço da privacidade dos cidadãos, que devem informar ao governo e às empresas todos seus dados por meio de vários aplicativos e tecnologias de geolocalização. Retomaremos a análise de ambos os modelos no capítulo 4. Aqui, gostaríamos apenas de antecipar algumas críticas ao artigo de Han,

---

7 - N. da E.: Também publicado em português como "O coronavírus de hoje e o mundo de amanhã".

dado que ele supõe modelos puros – europeu e asiático – em um mundo atravessado por hibridações, diferenças e interseções. Ora, não existem só dois modelos nem modelos puros. A grande falha de Han é não perceber as possibilidades libertárias ou autoritárias que podem surgir do cruzamento e da superposição das estratégias bio, tanato e necropolíticas em curso tanto na Europa quanto na Ásia. Ademais, apesar de no fim do texto Han criticar a posição absurda de Žižek – para quem a pandemia gerará um novo comunismo – e pressagiar a muito mais previsível exportação do autoritário modelo tecnobiopolítico asiático ao resto do mundo, a visão de Han relativa a tal modelo é muito pouco crítica, aparecendo em vários momentos de seu artigo como um fervoroso elogio oposto à ineficácia europeia no enfrentamento da pandemia.

Em um artigo de 27 de março, mais longo e bem argumentado do que os demais até aqui comentados e intitulado *Aprendiendo del virus* ("Aprendendo com o vírus"), **Paul B. Preciado** diz que as maneiras pelas quais as comunidades humanas organizam suas soberanias determinam suas epidemias, intensificando e estendendo a toda a população as gestões bio e necropolíticas que até então haviam se limitado a certos campos específicos. Nesse sentido, cada epidemia cria seu corpo imaginário perfeito e totalizado ao qual se opõem aqueles tidos por desviantes e portadores de vírus, seja o corpo da prostituta nas várias epidemias de sífilis, seja o corpo homossexual na epidemia de AIDS nos anos 1980. Preciado nota que o regime farmacopornográfico – conceito que ele desenvolve em sua interessantíssima obra *Testo junkie* –,[8] que determina

---

8 - Paul B. PRECIADO, *Testo junkie: sex, drugs, and biopolitics in the pharmacopornographic era* [2008] (New York, The

o controle e a modelagem não apenas dos corpos individuais ou das populações, mas também das moléculas e dos hormônios que nos constituem, leva a noção de fronteira – decisiva para a Europa – ao interior do próprio organismo, de modo que as medidas imunitárias de controle antes dedicadas a migrantes e refugiados se reproduzem hoje dentro de cada um de nós. Assim, a pandemia de COVID-19 desenha uma nova subjetividade, sustenta Preciado, intensamente individualizada e semiótica, que mediatiza todo seu acesso ao mundo através da *internet* e das redes sociais. O precursor desse tipo de subjetividade teria sido Hugh Hefner, o milionário dono da *Playboy* que controlava seu império a partir de um quarto ultraconectado localizado em sua famosa mansão habitada por *playmates*. Ainda que as reflexões de Preciado sejam acertadas e estimulantes, falta-lhes a necessária empatia com o absolutamente outro, ou seja, com os bilhões de seres humanos que não estão confinados em suas casas nem fazem ideia do que seja uma rede social, estando submetidos a controles clássicos do tipo colonial, industrial ou necropolítico. De fato, a deliciosa farmacopornografia de Preciado não é para todos, só para quem pode pagar por ela. Nessa perspectiva, dificilmente os novos dispositivos farmacopornográficos criados no contexto da COVID-19 gerarão subjetividades libertárias, mutantes ou *queer*, sendo mais provável que invisibilizem ainda mais aqueles que Frantz Fanon chamou de os condenados da Terra.[9]

Feminist Press at the City University of New York, 2013) [ed. bras.: *Testo Junkie – Sexo, drogas e biopolítica na era farmacopornográfica*, trad. Maria P. G. Ribeiro (São Paulo, n-1, 2018)].

9 - Frantz FANON, *Les damnés de la terre* (Paris, Maspero, 1961) [ed. bras.: *Os condenados da terra*, trad. Enilce A. Rocha e Lucy Guymarães (Juiz de Fora, Ed. UFJF, 2005)].

De qualquer forma, o texto de Preciado é importante por problematizar, ainda que de maneira indireta, a questão da subjetividade, tema que perpassa toda a reflexão de **Franco "Bifo" Berardi** em *Chronicles of the psycho-deflation* ("Crônicas da psicodeflação"), publicadas a partir de 17 de março. As "crônicas" de Bifo são escritas como entradas de um diário e hoje (julho de 2020) já estão na sétima entrega no *site* da editora Nero. Aqui comentamos apenas o primeiro texto. Nele Bifo afirma que a pandemia altera de modo decisivo o ritmo do sujeito capitalista, antes obrigado a trabalhar ininterruptamente e agora exposto a uma psicodeflação que pode abrir espaço a um capitalismo ainda mais individualista e competitivo ou a um saudável decrescimento em que os valores coletivos estejam em primeiro plano. Mas a hipótese de uma "revolução sem subjetividade" apresentada por Bifo nos parece exagerada, dado que, como insistimos, a COVID-19 atua de modo muito diferente nas diversas camadas sociais, das quais somente uma parte sente os efeitos da diminuição do ritmo de trabalho. Médicos, camponeses, atendentes de supermercados e farmácias e trabalhadores precarizados como os entregadores de comida certamente não podem se dar ao luxo de diminuir o ritmo que, ao contrário, aumenta vertiginosamente à medida que a pandemia se espalha.

Escrito em um arrogante tom *ex cathedra*, *Sur la situation épidémique* ("Sobre a situação epidêmica"), texto de **Alain Badiou** publicado em 26 de março, oferece um contraste em relação aos de Preciado e Bifo, que são dois dos mais interessantes desta nossa pequena amostragem. Contra todas as evidências, Badiou afirma que não há nada de novo na atual epidemia de COVID-19, pois se trata apenas de uma reedição da SARS (*severe acute respiratory syndrom*, ou seja, síndrome respiratória aguda grave). O que é novo, segundo o filósofo francês, é a histeria e o irracionalismo que derivam da pandemia, a qual estaria sendo corretamente gerida pelo governo de Macron e que, por isso mesmo, não vai mudar em nada a situação da França. Como qualquer Estado burguês, a França está enfrentando a epidemia como se fosse uma guerra, inclusive com temporários e pontuais sacrifícios da economia capitalista para garantir a sobrevivência e o desenvolvimento futuros dos burgueses. O que Badiou parece esquecer é que pouco importa se o vírus ou a epidemia – ele quase não usa a palavra "pandemia", querendo assim demonstrar que não há nada de novo sob o sol – já existiam antes; o que importa é a reação social e as consequências que dela derivam, essas sim inéditas na história recente. Sustentar que o confinamento de um terço do planeta em nada mudará o cenário político-social mundial é não apenas incomprovável, mas francamente delirante. O que está em jogo, mais do que o tipo de vírus e as análises cartesianas que Badiou desenvolve, é a construção de novos processos de subjetivação neoliberais ou antagonistas, como notaram com acerto Paul Preciado e Bifo.

É claro que a presente seleção de leituras filosóficas da pandemia é apenas ilustrativa, não tendo qualquer pretensão de esgotar o tema, dado que a cada dia surgem novas contribuições,[10] a exemplo da bela

---

10 - Um belo exemplo da intensa produção intelectual e artística dedicada ao debate sobre a pandemia de COVID-19 pode ser visto em Brad EVANS (ed.), *The quarantine files: thinkers in self-isolation* (14.abr.2020), publicação da *Los Angeles Review of Books* que apresenta breves intervenções de Brad Evans, Kehinde Andrews, Lauren Berlant, Wendy Brown, Russell Brand, Jake Chapman, Simon Critchley, Camille Dungy, Cynthia Enloe, Roberto Esposito, Simona Forti, Henry A. Giroux, David Theo Goldberg, Jack Halberstam, Saidiya Hartman, Todd May, Brian

entrevista de 26 de março de **Emanuele Coccia,** intitulada *Le virus est une force anarchique de métamorphose* ("O vírus é uma força anárquica de metamorfose"). Coccia sustenta que vida e morte fazem parte de um só processo, da mesma maneira que nós e os vírus somos manifestações de uma vida impessoal que se desenvolve há milhões de anos no planeta, de sorte que o medo da morte que nos imobiliza atualmente é apenas um fetiche derivado da ilusão de sermos um "eu" individual. Na verdade, afirma Coccia, nem mesmo nossos corpos nos pertencem de maneira integral, dado que neles vivem milhares de formas de vida (a exemplo das bactérias) e formas de "infravida" – a expressão é de Thomas Heams –, como os vírus. Assim, mais do que simples corpos, somos bricolagens similares a zoológicos ambulantes que portam e espalham a vida das maneiras mais diversas, o que inclui a morte. Ainda que a reflexão de Coccia se dê a partir de um ponto de vista marcadamente metafísico – trata-se do "ponto de vista de Zeus" de que falavam os estoicos –, entendemos que tal abordagem, sem dúvida necessária e potente, é parcial, pois não leva em consideração uma dimensão fundamental da vida, que é exatamente sua individualização, sua interiorização em um "eu" que sofre, trabalha, adoece, envelhece e morre das formas mais desiguais e indignas.

Uma vez mais, certo pensamento europeu não consegue captar as desigualdades concretas e flagrantes que a pandemia de COVID-19 evidencia, algo que só veio a primeiro plano no texto de um filósofo negro, **Achille Mbembe,** intitulado *Le droit universel*

Massumi, Chantal Meza, Nicholas Mirzoeff, Adrian Parr, Julian Reid, Eugene Thacker, McKenzie Wark, Eyal Weizman e George Yancy. Disponível em: https://lareviewofbooks.org/article/quarantine-files-thinkers-self-isolation/.

à la respiration ("O direito universal à respiração") e publicado em 6 de abril. Mbembe demonstra que a pandemia é apenas mais um elemento deste mundo atravessado por desigualdades raciais e econômicas, cujos poderosos donos preparam um ataque à própria vida, opondo-lhe de modo fantástico a alternativa do virtual, em que julgam poder sobreviver às catástrofes que eles mesmos engendram. Diante dos efeitos mais característicos e letais da COVID-19, Mbembe nos lembra que, muito antes da inflamação dos pulmões das vítimas da pandemia, foi imposta a grande parte da humanidade a diminuição ou a perda de suas capacidades respiratórias. A escassez de oxigênio que virá com a destruição de nossas florestas se soma, assim, à ausência de um mundo respirável, experiências bem conhecidas por aqueles que não param de ofegar sob as máquinas necropolíticas e brutalistas do capital. É uma pena que Mbembe conclua suas agudas reflexões invocando a lógica universalista dos direitos, exigindo ao final o reconhecimento de um suposto direito natural à respiração independente dos Estados e aplicável a todos. Parece que Mbembe não se dá conta de que o universalismo jurídico é um dos principais dispositivos que determinam as divisões e as violências do mundo desigual que ele critica. Como já disse de maneira definitiva Simone Weil no denso artigo *A pessoa e o sagrado*,[11] quando se reclamam direitos é sinal de que o porrete não está longe, já que todo direito é da ordem do mercantil. Eis o baixíssimo nível ético do direito.

---

11 - Simone WEIL, "La personne et le sacré" [1943], em *Écrits de Londres et dernières lettres* (Paris, Gallimard, 1957), p. 11-44, 1957 [ed. bras.: "A pessoa e o sagrado", em *Pela supressão dos partidos políticos*, trad. Lucas Neves (Belo Horizonte, Ayiné, 2016)].

Por fim, cabe frisar que neste momento não podemos saber com a certeza do filósofo platônico Badiou quais serão os resultados desses novos processos de subjetivação pandêmicos, mas apenas analisar suas linhas de força, suas tendências e suas contradições – o que nenhum dos pensadores até aqui apresentados conseguiu fazer para além de seus cômodos construtos teóricos. É preciso que o pensamento acompanhe seu tempo tendo em vista as grandes tradições críticas do passado, mas sem hipostasiá-las enquanto teorias gerais capazes de nos dar a chave de compreensão do agora. Mais importante ainda é evitar cair na tentação de profetizar o futuro com base no presente, como se em cada instante a história não se recriasse e se abrisse potencialmente ao *novum*. É esse complexo xadrez filosófico entre o antes e o depois, mas centrado na premência do evento COVID-19, que tentaremos jogar nos próximos capítulos.

II. ENTRE O VIVO E O NÃO-VIVO :

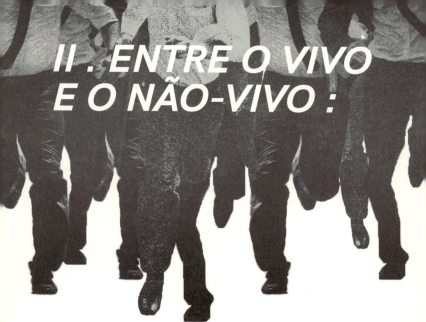

o que é um vírus?

Sem querer brincar, mas, ao contrário, com a intenção de citar cifras e números que parecem agradar tanto a alguns – como se a verdade pudesse ser depreendida diretamente deles, e não de sua interpretação –, vamos falar sobre os vírus. Ainda que para muitos a palavra "vírus" seja um sinônimo de doença, deveríamos saber que o genoma de cada um de nós é formado em 8% por infecções virais adquiridas.[12] No mesmo sentido, é interessante saber que o fato de sermos mamíferos gerados em placentas se deve a milhares de anos de contato com endorretrovírus.[13] Contudo, essas não são as únicas razões por que não devemos declarar guerra ao coronavírus, como querem aqueles que desde o primeiro minuto desta pandemia acharam conveniente decretar um estado de alarme e colocar como porta-voz o Exército com suas lenga-lengas, que vê em cada um de nós soldados que devem lutar uma batalha. Para evitar esse absurdo impossível e estúpido há uma resposta simples e objetiva: a virosfera. Se pudéssemos pesar a seco toda a massa de vírus que há na Terra, nos encontraríamos diante do equivalente a milhões de baleias-azuis ou, o que é o mesmo, uns 200 milhões de toneladas de carbono. Só em um milímetro de água marinha existem mais de 100 milhões de vírus, e a cada segundo se reproduzem em nosso planeta mais de 10^{23} infecções por vírus.[14] Com base nesses dados, seria aconselhável reconsiderar a ideia, o objetivo e a

---

12 - José Antonio LÓPEZ, *Virus: ni vivos ni muertos* (Córdoba, Guadalmazán, 2019), p. 121.

13 - Idem, p. 24. Trata-se do genoma viral pertencente a retrovírus ao que o ser humano foi se adaptando durante milhares de anos.

14 - Idem, p. 30. Cf. também Santiago F. ELENA e Ricard SOLÉ, *Viruses as complex adaptative systems* (New Jersey, Princeton University, 2019), p. 7.

finalidade de confiar a comunicação estatal a soldados e policiais. O decreto de estado de alarme não serve para garantir a segurança; de fato, é a maneira que revela a incapacidade de garanti-la, e por isso o Exército é mobilizado diante do temor de um retorno ao estado *an-árquico* no qual tudo é literalmente possível. É o temor à biopotência em sentido amplo – isto é, medo ao aberto porvir –, assim como à inevitável bioemergência – em virtude das cifras relativas aos vírus que expusemos –, que leva as formas de poder vertical não democrático a disfarçar de proteção a pura constatação da ineficácia e do caos na gestão política que se arrasta há décadas e que agora começa a implodir.

Os vírus são necessariamente parasitas intracelulares, ou seja, não têm células nem metabolismo autônomo, motivo pelo qual muitos estudiosos não os consideram seres vivos. Contudo, assim como os vivos, os vírus podem se reproduzir. Para passar de seu estado inativo ao ativo – quer dizer, da dimensão do não-vivo ao contexto do vivo –,[15] os vírus precisam invadir as células de outro ser vivo, seja uma bactéria, uma planta, um animal ou um ser humano. Este último esclarecimento serve para ajudar aqueles que ainda não sabem que os seres humanos são animais – como parece ser o caso da maior parte dos manuais de virologia e microbiologia – e que, portanto, nossa saúde depende da do resto do planeta, assim como dos demais seres vivos. *Stricto sensu*, os vírus não são bons nem maus, não só porque fazem parte de nosso organismo, mas também porque, enquanto bacteriófagos, ajudam a eliminar

---

15 - A ideia generalizada que encara os vírus como vivos ou como mortos não deve descartar essa consideração processual aludida em Raúl ROMERO CABELLO, *Microbiología y parasitología humana: bases etiológicas de las enfermedades infecciosas y parasitarias* (Madrid, Editorial Médica Panamericana, 2018), p. 126.

bactérias bastante perigosas, e, ainda que possam causar certos tipos de câncer – como o papiloma –, são um importante recurso na luta contra essa doença, como bem sabem os laboratórios de meio mundo. Contudo, desde sua origem etimológica a palavra "vírus" se identifica com "veneno", tanto em sua acepção latina como na grega, dado que provém da fusão de ambas: vem do latim *virus*, "líquido lamacento" ou "veneno", assim como do grego *iós*, "toxina" ou "veneno".[16] Não são poucos os cientistas que chamam os vírus – ainda que estes sejam incapazes de tomar decisões – de assassinos, ao classificá-los, por exemplo, como citocidas, já que algumas vezes "matam" as células nas quais se reproduzem. Dando um passo para além de sua etimologia, é preciso assinalar que os vírus não podem se reproduzir a não ser desse modo, ou seja, parasitando e às vezes matando.

Vírus são partículas minúsculas, entre 20 e 300 nanômetros, visíveis apenas por meio de microscópios eletrônicos e formadas por ácidos nucleicos e proteínas. Os vírus são menores que as células, razão pela qual podem parasitá-las e se reproduzir em seu interior, mas são maiores que as grandes moléculas. E nem sempre acabam destruindo as células de quem os acolhe e, consequentemente, os "donos" dessas células. Mais ainda: longe do que nos fazem pensar os porta-vozes que nos impingem o medo aos vírus vinte e quatro horas por dia, eles não são agentes malévolos prontos para destruir seus anfitriões; ao contrário, os vírus têm uma grande capacidade de mutação, especialmente aqueles formados por ARN, como os coronavírus, com o que autosselecionam as cepas menos destrutivas e perdem por atenuação suas características

16 - Idem, p. 122.

destrutivas.[17] Dessa maneira, de contágio em contágio os vírus mutam para serem menos agressivos. Quando um vírus "novo" aparece, ao observá-lo se notam rápidas mutações que, a partir de uma perspectiva temporal mais ampla, evidenciam que, diferentemente de "querer" destruir o corpo que parasitam, eles mutam tentando se adaptar de modo simbiótico para assim se perpetuarem, pois acabariam desaparecendo ao destruir seus potenciais anfitriões, algo muito comum em outros parasitas. Dessa maneira, a partir do contágio produz-se uma coevolução vírus-hospedeiro que favorece a simbiose em uma dimensão coabitativa.[18] Trata-se de uma prática de sobrevivência necessária, já que, para existir, os vírus só podem se valer de suas capacidades parasitárias, pois não possuem organelas de locomoção e sistemas geradores de energia e, portanto, precisam se disseminar de um indivíduo a outro mediante gotículas ou sob a forma de aerossol.

Enquanto cadeias de ADN ou de ARN, os vírus são considerados os seres mais complexos ou os mais simples do planeta, dependendo da perspectiva. É por isso que, recordando as poéticas palavras de Neil A. Campbell,[19] os vírus estão em uma névoa semântica entre a vida e a não-vida. Nesse contexto, o olhar teleológico típico do fixismo aristotélico se evidencia ao se aliar ao de John Maynard Smith[20] e seu erro consistente em falar de informação gravada pela natureza nos

---

17 - Peter SIMMONDS, Pakorn AIEWSAKUN e Aris KATZOURAKIS, "Prisoners of war: host adaptation and its constraints on virus evolution", em *Nature*, v. 17, May 2019, p. 321-328.

18 - Idem.

19 - Neil A. CAMPBELL, *Biology* (California, Benjamin Cummings, 1996), p. 335.

20 - John MAYNARD SMITH, "The concept of information in biology", em *Philosophy of Science*, v. 67, n. 2, jun.2000, p. 177-194.

seres vivos, o que não passa de uma submissão total da existência à tirania do ato em detrimento da potência. Essa concepção apenas repete a tão popular ideia segundo a qual só aquilo que está gravado nos genes pode ser ativado, esquecendo-se assim da importância da relação com o outro e com o ambiente como fatores de bioemergência, descuidando também da potência--de-não[21] inerente aos humanos, o que nos permite organizar, por exemplo, uma greve de fome capaz de produzir importantes efeitos políticos. De fato, a bioemergência e a biopotência nos tornam capazes de ir além dos determinantes biológicos e semióticos aos que parece que estamos irremediavelmente atados pela máquina do capital. Com efeito, se algo se abre diante desta nova situação, é tanto a possibilidade de cair nas redes algorítmicas de controle e em formas macrofísicas soberanas de disciplina ou, não esqueçamos, a eventual resignificação bioemergente e biopotente da realidade dada, com o que poderemos mutar (não necessariamente como os vírus).

Sem desconsiderar as mortes causadas pelo coronavírus, é preciso frisar que aquilo que já sabemos há décadas sobre esse tipo de vírus, assim como sobre outras ameaças pandêmicas microbiológicas, é que, longe de nos encontrarmos diante de uma crise de saúde, estamos no ponto de não retorno de uma crise político-econômica que gerou o atual problema global. A maneira de enfrentá-la nos levará a políticas e regimes mais autoritários ou a formas mais abertas e democráticas. Os coronavírus, como todos os vírus, têm particularidades que, ainda que estejamos diante de algo novo, se repetem. Sem dúvida, a falta de

---

21 - Esses conceitos filosóficos são desenvolvidos em Francis GARCÍA COLLADO e Andityas MATOS, *Más allá de la biopolítica*.

atenção em relação aos reiterados avisos de diversos especialistas[22] é o que agora nos leva a querer submeter toda a população mundial a um imperativo médico-político que chamamos de "bioárztquico". Se a situação tivesse sido tratada de modo político e democrático há anos, não estaríamos agora forçados ao confinamento nem em xeque epidêmico. É triste ver diversos epidemiologistas e virologistas que continuam empenhados em buscar a salvação ou a superação desta crise por meio de uma vertente exclusivamente médica. Pensar que apenas a medicina pode superar a crise significa não perceber que as decisões médicas também têm ideologia. Observemos a nosso redor as dimensões biofarmacêuticas e biotecnológicas e voltemos a pensar no assunto. Tomemos como exemplo o fato de os preços das máscaras de proteção e do álcool em gel terem disparado com a decretação da pandemia.

Mas o que sabemos sobre os coronavírus? Até a chegada deste último em 2019, o sétimo que afeta os seres humanos, conhecíamos toda uma série de dados que podiam e podem nos ajudar a prever e a agir – se bem que não agora, afligidos pela premência típica de quem causa um incêndio e sabe que deverá fugir com a roupa do corpo, de modo semelhante a nossos governos, que atuam na seara político-econômica e deixam a saúde em mãos cada vez mais privadas e ao bel-prazer do mercado. Os coronavírus têm de 60 a 200 nanômetros, são esféricos e possuem forma de coroa solar, com antígenos de glucoproteínas na superfície e de nucleoproteínas no interior. Seu raio de infecção

---

22 - Cf., por exemplo, a obra de 1994 de Laurie GARRETT, *The coming plague: newly emerging diseases in a world out of balance* (New York, Penguin, 1994).

se centraliza nas vias aéreas superiores. É aí onde eles se replicam, o que explica por que os quatro coronavírus mais típicos sejam a segunda causa do resfriado comum no mundo. O quadro clínico que provocam é de aparência catarral, de modo que, antes da chegada desta SARS-CoV-2 (síndrome aguda respiratória severa por coronavírus 2), um dos sintomas mais evidentes da infecção era a secreção nasal abundante, chamada então de "resfriado líquido". Entretanto, a SARS-CoV-2 se caracteriza por uma ausência quase total de secreção nasal. Durante os últimos meses ouvimos falar de inúmeros sinais atribuídos à COVID-19 como se fossem imprevisíveis, ou seja, como se tivéssemos diante de nós a versão 2.0 de uma nova praga. Contudo, todos os sintomas aludidos são comuns na família *coronaviridae* a que pertence o novo coronavírus: da secreção nasal ou sua ausência, da gastroenterite (ou não), passando por dor de cabeça e muscular, falta de ar, febres mais ou menos altas (ou quadros sem febre), assim como o possível desenvolvimento de bronquite nas crianças ou de pneumonia nos adultos que, no pior dos casos, pode levar à morte.

Desde 1937, sabemos da existência dos coronavírus, entre os quais se encontra o primeiro SARS em 2002 e o MERS-CoV (síndrome respiratória do Oriente Médio) em 2012, ambos com letalidade atribuída de 20%. Mas muitas vezes as cifras servem não para fazer ciência rigorosa, e sim política, já que há mais de 80 anos nos dizem a mesma coisa: os coronavírus provocam em cerca de 80% dos casos sintomas leves ou imperceptíveis, como os que costumam surgir com o resfriado comum.[23] Sabemos que em 15% dos casos as

---

23 - Raúl ROMERO CABELLO, *Microbiología y parasitología humana*, p. 390-394.

pessoas afetadas por coronavírus precisarão ser hospitalizadas depois da afetação das vias aéreas superiores, o que pode evoluir para pneumonia, a qual, infelizmente, em 5% das ocorrências, tornará o caso crítico, e em cerca de 1% desses casos o paciente morrerá. Se agora as cifras bailam com seu som de morte em uma dança necropolítica embalada pelo ditado da bioarztquia, notemos que, como ocorre com todos os vírus da família *coronaviridae*, o modo mais efetivo de combater a COVID-19 tem a ver com três questões básicas, deixando de lado aqui as guerras farmacêuticas centradas em promessas de vacinas mágicas produzidas em tempo recorde só para os mais ricos do mundo: 1) atenuação; 2) existência de um sistema público de saúde gratuito e eficaz; e 3) formas de evitar o contágio zoonótico.

No que diz respeito ao primeiro ponto, é preciso destacar que, desde a irrupção do SARS-CoV em Guandong no ano de 2002 – há quase duas décadas, portanto –, se sabe que o vírus surge de modo violento e depois se torna menos agressivo, adaptando-se assim à jaula humana que o acolhe. Sem dúvida, não havendo vacinas que ajudem a gerar uma imunidade de rebanho induzida, o método mais efetivo para eliminar o contágio é o próprio contágio. Com isso, não estamos sugerindo a realização de festas de contágio para atenuar o vírus, como se fez nos EUA há uma década para produzir imunidade em relação ao vírus *influenza* da gripe A ou suína. É óbvio que também não estamos de acordo com ideias irresponsáveis e que beiram a criminalidade como as de Jair Bolsonaro, entre outros mandatários, consistentes em impedir o isolamento social no Brasil para proteger "a economia". Apenas afirmamos que o isolamento pode trazer problemas maiores do que as soluções que promete, muito embora não possamos fazer algo diverso neste momento em razão da total imprevisão e da incompetência de nossos sistemas políticos. O isolamento nos separa dos outros, mas, longe de nos proteger do coronavírus, reduz e em alguns casos elimina a imunidade que teríamos em relação aos demais vírus, inclusive o resto dos coronavírus sazonais. Além disso, a imunidade individual gerada não é eterna, pois para esse tipo de vírus ela costuma ter uma duração que oscila entre 12 e 24 meses. Assim, é prudente pensar que se isolar diante da presença do coronavírus para acabar sendo, a curto ou a longo prazo, mais sensível a ele ou a outros vírus não parece ser a melhor saída para a crise.

Quanto ao segundo ponto, a solução está na criação de sistemas públicos de saúde gratuitos e capazes de fazer previsões com base nos já citados números objetivos, relativos à capacidade patogênica dos coronavírus e suas possíveis ameaças, sem esquecer que de maneira alguma o sistemático desmonte do sistema público de saúde pode, como acontece hoje, servir de desculpa para submeter os sujeitos a uma maior "sujeição" com base em supostos critérios médicos. Na realidade, esses critérios são o resultado de toda uma cadeia de propósitos egoístas perfeitamente orquestrados, atendendo o chamado e o mandato das políticas neoliberais que veem nos sistemas de saúde não instituições sociais criadas a fim de que as pessoas gozem de bem-estar para exercer suas liberdades, mas mecanismos que, sob o pretexto da saúde, pretendem otimizar a produção daqueles que estão obrigados a efetivá-la. Por exemplo: na Espanha existem, segundo os dados de 2017 (sem atualização), pouco mais de 4.400 leitos de UTI para uma população de 48 milhões de habitantes. No Brasil, se considerarmos apenas as capitais – com população total de 49 milhões de habitantes

–, tem-se 22.215 leitos de UTI, dos quais apenas 9.385 são do Sistema Único de Saúde (SUS), segundo dados do Conselho Federal de Medicina (CFM) colhidos em 2018.[24] Segundo levantamento da Associação de Medicina Intensiva Brasileira (AMIB) realizado em janeiro de 2020, o Brasil tem 45.848 leitos de UTI no total, sendo 22.844 do SUS e 23.004 do sistema de saúde privado.[25] As medidas neoliberais efetivadas nas últimas décadas, que ocasionaram o desaparecimento de leitos hospitalares em geral, a privatização do sistema público de saúde, a ausência de contratação de pessoal – que não ocorre nem mesmo para cobrir os servidores aposentados – e a ausência dos necessários equipamentos de proteção individual, assim como tendo em conta o aumento populacional, fizeram que a porcentagem de profissionais de saúde contagiados na Coreia do Sul fosse de 4%, diante de mais de 16% na Espanha, ou que a taxa de mortalidade na Itália seja de cerca de 11% e no Brasil de 8,6%, diante de pouco mais de 0,5% na Alemanha.[26] É evidente que, como ocorre com as mortes causadas pelo vírus de Marburg ou pelo ebola, a resposta de um sistema público de saúde forte reduz a letalidade de maneira indiscutível. Notemos, por exemplo, que as mortes devidas a esses filovírus são superiores a 80% na África, atingindo 20% na Europa.[27] No mesmo sentido, alguém poderia pensar que o coronavírus

—

24 - Cf. http://portal.cfm.org.br/images/PDF/leitosdeuticapitais2018.pdf.

25 - Cf. http://www.epsjv.fiocruz.br/sites/default/files/files/dados_uti_amib(1).pdf.

26 - Cf. "Coronavirus: ¿por qué en Alemania la mortalidad por covid-19 es más baja que en otros países?", em *BBC News*, 31.mar.2020, disponível em: https://www.bbc.com/mundo/noticias-52111586.

27 - José Antonio LÓPEZ, *Virus*, p. 87.

tem especial predileção por afro-americanos nos EUA. Contudo, o sistema privado de saúde racista e ultracapitalista estadunidense é o causador desse efeito, do mesmo modo que os mais de 13 milhões de habitantes das favelas do Brasil, nas quais não existe sequer água potável com regularidade, constituem uma das muitas vergonhas de um planeta entregue ao capital e à sua produção de mais e mais mortes. Mortes com que, ademais, por meio das mídias, se subjetiva a população diariamente, sem se atentar para o fato de que o falecimento por doenças sempre esteve presente em nosso cotidiano, independentemente da atual pandemia. Sem ir muito longe, só no ano passado morreram 200.000 no mundo por causa da gripe comum. E isso sem contar as mortes ocasionadas por arbovírus transmitidos por mosquitos que causam doenças como a dengue, a zika e o chicungunha, que matam milhões de pessoas pobres no planeta, mas que não geram interesses econômicos para as farmacêuticas.

Pensar que o isolamento ou a volta à normalidade, expressões que se tornaram cognitivamente mais virais do que o vírus, devem seguir o mandato da nova bioarztquia – ancorada em modelos matemáticos epidemiológicos postos a serviço das demandas do mercado – desconsidera a necessidade política humana de subjugar o mercado e a razão farmacêutica que o governa. Considerar que a situação que vivemos não poderia ter sido prevista ou que não é a porta de entrada para o fascismo biotecnológico que se repetirá ciclicamente a cada crise do capital significa nos deixarmos arrastar pela poética do martelo e da dança[28] que,

---

28 - Alusão à teoria exposta por Tomas PUEYO, "Coronavirus: the hammer and the dance – what the next 18 months can look like, if leaders buy us time", em *Medium*, 19.mar.2020,

de fato, não é mais do que uma oscilação diante das demandas do mercado. Este tema nos leva ao terceiro e último ponto, junto ao da atenuação e ao da necessidade de um sistema público de saúde gratuito e confiável. Antes, contudo, é necessário frisar a importância de se ler na *internet* artigos de revistas científicas fiáveis que revelam a ameaça de uma iminente pandemia que todos os governos e cientistas conhecem, podendo-se também consultar os endereços eletrônicos da Organização Mundial da Saúde (OMS) ou de revistas como *The Lancet* e *Nature*. Essa ameaça nada tem a ver com a vingança de Gaia, e sim com nossa forma de vida que esgota os recursos planetários e está sujeita a um duplo eixo: a proximidade e a exposição a espécies animais com as quais antes não tínhamos tanto contato e o iminente degelo do *permafrost*. No que diz respeito ao primeiro tema, temos que considerar sua causa principal, ou seja, a destruição de florestas e selvas para a ampliação das cidades e a devastação do habitat de muitas espécies animais para o monocultivo ou a exploração de gado, como se faz agora

---

disponível em: https://medium.com/@tomaspueyo/coronavirus-the-hammer-and-the-dance-be9337092b56. Pueyo afirma a necessidade, a partir de um ponto de vista "científico", de passar do martelo à dança, quer dizer, de colocar em marcha medidas intensamente restritivas e algorítmicas como as da Coreia do Sul ou da China para depois voltar à normalidade. Todavia, essa teoria não revela o motivo pelo qual estamos na atual situação e se limita a pensar que depois das duras medidas do "martelo" já não haverá novos surtos. Ao contrário, o conhecimento sobre os vírus nos diz que a ausência de surtos só ocorrerá quando vier a existir imunidade de rebanho. Dessa maneira, não deveria passar despercebido que muitos países permitem que existam "lotes" controlados de contágio para produzir imunidade, por mais que se diga à população que a epidemia está sendo combatida. Não se pode controlar um vírus altamente contagioso em um planeta tão interconectado pelo capitalismo como o nosso sem imunidade de rebanho.

intensamente no Brasil, por exemplo. A partir de então se terá em conta não teorias da conspiração de loucos como Bolsonaro e Trump, mas o alerta transparente e científico sobre o previsível contágio por novos vírus que, de hoje em diante, saltarão de outros reservatórios animais até nós, como já aconteceu com o camelo no caso do MERS e com o morcego no SARS. Quanto ao *permafrost*, temos que começar a cuidar de nosso lar/planeta ou então implorar a um Zeus pós-moderno diante da provável abertura da nova caixa de Pandora, com vírus que o degelo dos polos liberará e que estão adormecidos há séculos em sua fantasmagórica categoria entre o vivo e o não-vivo.

O desejo de assepsia em relação ao outro e a negação da natureza bioemergente da vida nos levarão a usar máscaras da Gucci ou da Adidas nas ruas e a lavarmos tanto as mãos que, recordando a metáfora nietzschiana sobre a verdade, perderemos os relevos das palmas assim como as antigas moedas perdiam os desenhos cunhados – o que não impedia que se continuasse acreditando no valor objetivo do metal. Pensaremos que o outro, longe de ser mundo, é apenas inferno, e concluiremos que as nossas mãos, ao contrário de materializar valores ligados às potências do toque e do carinho importantes para os seres vivos que somos, são, na verdade, ferramentas para nos proteger do mundo e dos outros, vistos como inimigos contaminantes.

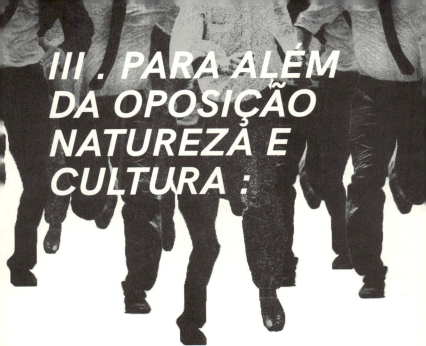

III. PARA ALÉM DA OPOSIÇÃO NATUREZA E CULTURA:

evento, intrusão de Gaia e Antropoceno

A primeira coisa que deveríamos considerar para pensar a pandemia de COVID-19 é que ela constitui um evento. Usando as ideias de Alain Badiou contra ele próprio, podemos dizer que um evento é uma espécie de ruptura no desenvolvimento planejado e simétrico da humanidade,[29] conceito que se aproxima da noção de estado de exceção efetivo de Walter Benjamin exposta na VIII das *Teses sobre o conceito de história*.

Eventos são eclosões inesperadas de tempo capazes de fundar novas narrativas e vivências sociais, atualizando os tempos em potência que dormem na linearidade do tempo "histórico" capitalista. Os dispositivos ideológicos do capitalismo servem para transformar continuamente eventos em fatos, quer dizer, em conjuntos de situações previsíveis, assimiláveis pelo sistema e que apenas confirmam o *télos* da história, ou seja, sua finalidade dada de antemão e "comprovada" por certos fatos habilmente interpretados. Convertendo sem cessar os eventos – imprevisíveis e capazes de abrir vários tempos – em simples fatos que apenas confirmam a suposta direção da história, a narrativa do capitalismo triunfante nos abandona em um presente fechado sobre si mesmo que muitos autores concordam em chamar de extenso ou longo presente. Todavia, em cada parcela de tempo capitalista pretensamente "histórico" – "histórico" por estar escrito nos livros oficiais mantidos com cuidado pelos vencedores – há tempos em potência. Na linguagem do apêndice B das *Teses* de Benjamin, são as portas estreitas pelas quais, a qualquer momento, o messias – ou a revolução – pode entrar.[30] Esses tempos são despertados por eventos

---

29 - Alain BADIOU, "L'événement 'crise'", em Antoine MERCIER (org.), *Regard sur la crise* (Paris, Hermann, 2010), p. 20.

30 - Walter BENJAMIN, "Über den Begriff der Geschichte",

que, mais do que fundar novos tempos, apontam para possibilidades alternativas de experimentar a realidade, que podem ser piores ou melhores que as atuais, a depender dos pontos de vista e das forças em jogo.

Tanto o evento, estrutura imprevisível e causadora de ruptura, quanto a ideia de sua inassimilabilidade pelo sistema dos fatos indicam uma dimensão que, por estar fora do horizonte da pobre experiência do presente capitalista, se tem como impensável. Eis a velha desculpa, cantada em prosa e verso desde Parmênides até Hegel: pensar o impensável – essa é a exigência do evento – significa torná-lo pensável. Nessa perspectiva, o que resta do impensável enquanto pura impossibilidade do pensar sobrevive apenas na realidade miserável da experiência imediata, própria da imprevisibilidade do evento. Por ser mera experiência, tal resíduo não é pensável, mas no máximo vivenciável, não sendo, portanto, objeto da filosofia oficial, mas da práxis confusa e caótica que a ave de Minerva virá ordenar ao fim do dia. No entanto, é exatamente essa função que a filosofia deve recusar ao se arriscar a pensar a pandemia de COVID-19 aqui e agora, negando-se a ser mera descrição e justificação de tudo que há de pensável no mundo e que por isso só existe no extenso presente capitalista.[31]

em *Gesammelte Schriften*, unter Mitwirkung von Theodor W. Adorno und Gershom Scholen, Herausgegeben von Rolf Tiedemann und Hermann Schweppenhäuser (Frankfurt-am-Main, Suhrkamp 1974), p. 1231 [ed. bras.: "Sobre o conceito de história", em *O anjo da história*, org. e trad. João Barrento (Belo Horizonte, Autêntica, 2012), p. 20].

31 - Sobre a ave de Minerva – a coruja, que simboliza a filosofia conservadora de Hegel em diante - e a filosofia radical que se opõe a ela, cf. Andityas Soares de Moura Costa MATOS, *Filosofia radical e utopias da inapropriabilidade: uma aposta an-árquica na multidão* (Belo Horizonte, Fino Traço, 2015).

Como vimos no capítulo anterior, o pensamento filosófico parece estar perdido diante da pandemia de COVID-19, indo da total e inaceitável negação de Badiou, para quem nada mudou nem vai mudar no capitalismo mundial, até as fantasias adolescentes de Žižek, que vê no novo coronavírus o profeta de um novo comunismo global. Essas atitudes são previsíveis, na medida em que os autores não renunciam a seus velhos esquemas interpretativos para tentar compreender o insondável tempo de agora. Todavia, para entender o que está acontecendo é preciso um exercício de suspensão das categorias tradicionais de análise, como aquela que separa o vivo e o não-vivo e, mais importante, a que opõe natureza e cultura.

Conforme já discutido no capítulo 2, os virologistas e os cientistas em geral não chegaram a um consenso sobre o que é efetivamente um vírus, dado que, dependendo dos critérios de análise, ele pode ser tido como um tipo primitivo de vida – já que se reproduz e é mutante – ou uma entidade não-viva – considerando que não realiza metabolismo. Para além das questões técnicas que derivam dessa indecidibilidade, é óbvio que são postas perguntas inquietantes para a filosofia, que em sua versão ocidental sempre trabalhou – salvo raríssimas exceções – com o recorte do mundo em díades, de modo que uma corresponde especularmente à outra, como se o interior pudesse explicar o exterior ou o bem justificar a existência do mal e assim por diante.

Todavia, o que a COVID-19 põe em xeque é exatamente a pensabilidade da realidade a partir de esquemas simplistas. Um dos mais influentes – embora criticado nas últimas décadas – é o que a separa em natureza e cultura, entendendo que a natureza é tudo aquilo que não foi construído pela ação humana, de maneira que ambos os domínios teriam leis próprias. Assim, a natureza seria guiada pelo princípio da causalidade estrita – dada uma causa, ocorrerá inevitavelmente um efeito; por exemplo: se o metal A for aquecido a X graus, irá se dilatar em N cm^3, sem possibilidade de escolha –, enquanto a cultura se basearia no princípio da liberdade (Kant) ou no da imputabilidade (Kelsen), já que no mundo humano há sempre possibilidades de eleição ou de criação de imputações artificiais e independentes da natureza, como ocorre no direito (exemplo: se você matar, poderá sofrer uma penalidade qualquer). Ora, essa divisão rígida – já criticada por alguns epistemólogos e até por físicos quânticos – é inútil para se pensar a pandemia de COVID-19. Com efeito, consideremos a seguinte questão: a pandemia deriva e depende de fatores naturais ou humanos? A pergunta não é apenas retórica, já que nossas ações de prevenção e combate ao novo coronavírus dependem diretamente da resposta a ser dada a tal questionamento.

Uma primeira tentativa de responder poderia se fixar no caráter natural do vírus, que apareceria então como um eloquente exemplo da "intrusão de Gaia". Essa expressão se deve à química e filósofa da ciência belga Isabelle Stengers. Ela argumenta que o planeta Terra – *Gaia*, em grego – irrompe violentamente em nossas vidas, mostrando que todos os aparatos humanos e sociais são incomparáveis às forças de tufões, terremotos, maremotos e outros fenômenos naturais capazes de provar que o planeta ainda é dono de si mesmo.[32] Assim, alguns pensadores veem a pandemia como um exemplo do poder intrusivo

---

32 - Isabelle STENGERS, *Au temps des catastrophes: résister à la barbarie qui vient* (Paris: La Découverte, 2008).

de Gaia em nossas sociedades, que se creem imunes às ações da natureza e, por isso mesmo, estão cada vez mais expostas à extinção.

Outra interpretação – que guarda relações com a ideia de intrusão de Gaia, mas que com ela não se confunde – vê no coronavírus um construto humano que traduz de maneira trágica o conceito de Antropoceno.[33] Para os autores dessa linha, como Paul Crutzen, ganhador do prêmio Nobel de Química de 1995, o Antropoceno corresponde ao momento em que vivemos, ou seja, uma nova era geológica na qual as sociedades humanas, pela primeira vez na história, deixam de ser elementos passivos e atuam como agentes que podem mudar os ritmos do planeta, como se fossem forças ambientais – quase sempre negativas – responsáveis por mudanças climáticas, extinções de seres vivos, emissões de gases poluentes etc. Nesse sentido, o novo coronavírus seria algo semelhante ao efeito estufa, ou seja, um elemento aparentemente natural, mas que se deve à ação de seres humanos, dado que ele não surgiu de modo natural, e sim em razão da relação entre humanos e outras espécies animais, sejam morcegos ou pangolins. Ainda mais

---

33 - Não desconhecemos as críticas dedicadas a essa expressão, tal como aquelas efetivadas por Donna Haraway, que propõe outros termos mais específicos como Capitaloceno, Plantationoceno ou Chthuluceno (Donna HARAWAY, *Staying with the trouble*, New Haven, Duke University, 2016). É preciso frisar que o termo grego *ántrophos* (ἄνθρωπος), presente na palavra "Antropoceno", alude a toda a humanidade, sem distinções entre homens e mulheres, ricos e pobres, Norte e Sul etc. Assim como nós, os gregos tinham expressões específicas para indicar "homem" (andrós, ἀνδρός) e "mulher" (*gyné*, γυνή), por exemplo. Dessa feita, caso se queira fazer uma denúncia específica de algumas partes da humanidade responsáveis pelo atual cenário catastrófico, o melhor é realmente não usar a palavra Antropoceno ou usá-la com os devidos esclarecimentos, como fazemos aqui.

interessante, e independentemente da controversa origem do novo coronavírus, é a ideia de que ele só se espalha com a força mortífera que conhecemos graças às redes artificiais criadas por humanos que Laurent de Sutter chamou de "logística do capitalismo".[34] De fato, se não tivéssemos um mundo ultraintegrado pelo comércio capitalista, com seus aviões, carros, estradas, migrações, cabos, redes e fluxos populacionais, seria muito difícil que um vírus surgido na China – ou nos Estados Unidos – pudesse contaminar o mundo todo na velocidade que vemos hoje. Assim, mais do que de causas naturais, a COVID-19 dependeria de ações humanas, pois seria um subproduto indesejável da globalização.

Ainda a indicar o carácter "cultural" da pandemia de COVID-19, temos que considerar aquilo que em uma entrevista à McGill-Queen's University Press Santiago Zabala chamou de "grande emergência", que é exatamente a ausência de emergências, quer dizer, a constatação de que nossas sociedades não levam a sério nem enfrentam problemas estruturais como a desigualdade econômica, as crises de refugiados e a mudança climática. Nesse sentido, Zabala recorda que há tempos cientistas como Tedros Adhanom Ghebreyesus, diretor-geral da OMS desde 2017, tinham alertado sobre a possibilidade de uma pandemia similar à atual, sem que nenhum governo mundial tenha tomado qualquer medida diante de tais previsões.[35]

---

34 - Laurent de SUTTER, "Logística das pandemias", trad. Murilo Duarte Costa Corrêa, em *Instituto Humanitas Unisinos*, 27.mar.2020, disponível em: http://www.ihu.unisinos.br/78-noticias/597370-logistica-das-pandemias.

35 - Santiago ZABALA, "Surviving change in the age of alternative facts", em *McGill-Queen's University Press*,

Mas afinal, a pandemia de COVID-19 é um exemplo de intrusão de Gaia ou um fruto humano e "logístico" do Antropoceno? Ao que nos parece, essa pergunta só tem relevância, pelo menos no atual momento, para traçar estratégias de combate à pandemia, o que é impossível se julgamos que a "normalidade" anterior deve ser reestabelecida. Um dos grandes efeitos da pandemia é a inequívoca demonstração, para aqueles que insistem em negá-lo, do caráter suicida do capitalismo e da força que a natureza tem quando se trata de maximizar seus efeitos negativos. Pouco importa a origem natural ou humana do novo coronavírus, dado que seus efeitos desconhecem essa divisão, intensificando-se por meio de estruturas ao mesmo tempo naturais e humanas. Isso significa que só um sistema político-econômico-social que leve em conta essa complexidade – o que é impraticável no capitalismo, que trata a natureza como dimensão separada, como pura "externalidade" a ser controlada ou mera matéria-prima – pode oferecer soluções efetivas à crise em que sobrevivemos.

Desse modo, não faz sentido a discussão sobre vida ou economia que se desenvolve com fervor nas redes sociais e nos mais diversos fóruns, tendo em vista as conclamações de volta ao trabalho de parte da população para que a economia não seja destruída. Pensar assim é pensar em termos de díades, de natureza (vida) ou cultura (economia) que não se comunicam, quando o problema a ser vencido não é nem totalmente natural, nem totalmente humano. Somente uma mudança completa em nossas formas de vida poderá garantir a vitória em face da pandemia, já que

15.abr.2020, disponível em: https://www.mqup.ca/blog/surviving-change-santiago-zabala-guest-blog/.

ela não é algo isolado, e sim um perfeito exemplo do nível de complexidade a que chegamos. Qualquer ação que privilegie apenas um dos lados do problema, natural ou cultural, está fadada ao fracasso.

Trata-se, então, mais do que bradar pela volta da normalidade, de entender que o que vivemos até aqui nada tem de normal, pois só pode gerar e manter um sistema separador que constantemente imola vidas no altar da economia. É essa a "normalidade" do sistema capitalista. Não admira, portanto, que para se retomar a normalidade se exija a escolha entre vidas ou economia, entre natureza e cultura. Ora, é preciso destituir o sistema capitalista e inventar formas de *con-vivência* em que a vida não precise ser sacrificada à economia, em que não haja separação entre vida e economia e não estejamos enfrentados com o planeta.

Um primeiro passo nesse sentido, como nota Isabelle Stengers, pode se dar com uma efetiva aproximação – nós diríamos mais: "fusão" – entre, de um lado, a filosofia, as ciências humanas e sociais e, de outro lado, as ciências naturais e exatas, para que umas esclareçam às outras as respectivas zonas de sombra que as habitam. Assim, por exemplo, se cabe às ciências naturais desenvolver uma vacina para a COVID-19, cabe às ciências sociais demonstrar as consequências de sua monopolização por apenas um país, como quer Donald Trump, ou seu oferecimento somente àqueles que podem pagar altos preços. Nesse convite à consideração total de um fenômeno complexo não há qualquer moralismo, mas uma exigência dos tempos atuais: seria pouco efetivo imunizar apenas os estadunidenses ou os ricos e deixar o resto do mundo à mercê da COVID-19, pois não haveria com quem comerciar e se relacionar; ou o vírus poderia mutar e novamente atacar aqueles que foram imunizados, entre várias outras hipóteses. Nosso exemplo simplório apenas indica o óbvio que está marcado no novo coronavírus, esse evento ao mesmo tempo humano e natural: só superaremos a crise pandêmica mediante a criação de sistemas políticos-econômicos-sociais que não sejam apenas isso, mas também naturais, de modo que se possa dar um fim ao Antropoceno enquanto marca da intrusão humana negativa no planeta, preparando assim nossa reconciliação com Gaia. Que é uma reconciliação com nós mesmos.

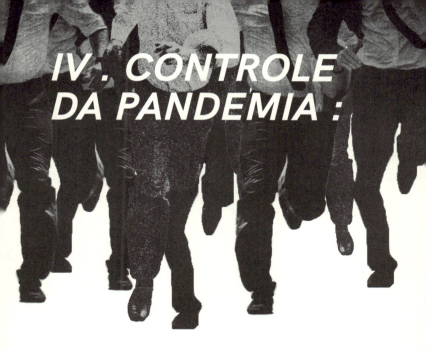

IV. CONTROLE DA PANDEMIA :

o modelo soberano europeu e o modelo algorítmico asiático

Como adiantamos no capítulo 1, o filósofo sul-coreano Byung-Chul Han publicou um artigo em que analisa como alguns países europeus e asiáticos enfrentam a pandemia de COVID-19, traçando as linhas gerais desses dois modelos. Segundo Han, o modelo europeu se baseia na velha ideia de soberania, de modo que, para controlar a pandemia, os Estados da Europa fecham suas fronteiras e impõem o isolamento social a seus cidadãos, criando assim fronteiras dentro das próprias cidades, na medida em que ninguém pode caminhar livremente e todos devem permanecer isolados. Nesse sentido, apesar de todas as modificações experimentadas nos últimos séculos, o modelo europeu não seria muito diferente daqueles dispositivos descritos por Foucault em *Vigiar e punir*,[36] com a transposição e a radicalização de técnicas biopolíticas que, ao lado da soberania que nunca morreu, passam a ter por alvo direto o corpo social.

Nesse contexto, Foucault apresenta duas formas de controle das epidemias: um destinado à lepra e outro adaptado à peste. Posteriormente, em *Segurança, território e população*, Foucault irá enriquecer seu estudo com a análise da varíola,[37] mas aqui nos limitaremos a comentar brevemente suas reflexões sobre o dualismo lepra e peste, tendo em vista o caráter diferencial (exclusivo ou inclusivo) do controle dessas moléstias. No que diz respeito à lepra, as pessoas infectadas eram abandonadas e expulsas da comunidade, em um gesto claramente necropolítico que hoje pode ser aproximado

---

36 - Michel FOUCAULT, *Vigiar e punir: nascimento da prisão* [1975], trad. Raquel Ramalhete (Petrópolis, Vozes, 1987).

37 - Michel FOUCAULT, *Segurança, território e população: curso dado no Collège de France (1977-1978)* [2004], trad. Eduardo Brandão (São Paulo, Martins Fontes, 2008).

da ideia de *homo sacer* de Agamben, para quem essa figura representa o indivíduo que pode ser morto de maneira impune sem que se cometa assassinato.[38] Na vigência da peste a estratégia é diferente, optando-se por técnicas de disciplinamento individual e de controle populacional que permanecem plenamente em vigor. É importante ler as palavras do próprio Foucault:

> Se é verdade que a lepra suscitou modelos de exclusão que deram até um certo ponto o modelo e como que a forma geral do grande Fechamento, já a peste suscitou esquemas disciplinares. Mais que a divisão maciça e binária entre uns e outros ela recorre a separações múltiplas, a distribuições individualizantes, a uma organização aprofundada das vigilâncias e dos controles, a uma intensificação e ramificação do poder. O leproso é visto dentro de uma prática da rejeição, do exílio- -cerca; deixa-se que se perca lá dentro como numa massa que não tem muita importância diferenciar; os pestilentos são considerados num policiamento tático meticuloso onde as diferenciações individuais são os efeitos limitantes de um poder que se multiplica, se articula e se subdivide. O grande fechamento por um lado; o bom treinamento por outro. A lepra e sua divisão; a peste e seus recortes. Uma é marcada; a outra, analisada e repartida. O exílio do leproso e a prisão da peste não trazem consigo o mesmo sonho político. Um é o de uma comunidade pura, o outro, o de uma sociedade disciplinar. Duas maneiras de exercer poder sobre os homens, de controlar suas relações, de desmanchar suas perigosas misturas. A cidade pestilenta, atravessada inteira pela hierarquia, pela vigilância, pelo

---

38 - Giorgio AGAMBEN, *Homo sacer I.*

> olhar, pela documentação, a cidade imobilizada no funcionamento de um poder extensivo que age de maneira diversa sobre todos os corpos individuais — é a utopia da cidade perfeitamente governada. A peste (pelo menos aquela que permanece no estado de previsão) é a prova durante a qual se pode definir idealmente o exercício do poder disciplinar.[39]

Podemos dizer que o modelo europeu atual incorporou ambos os dispositivos, os quais, como lembra Foucault, não são incompatíveis: ao mesmo tempo que fecha suas fronteiras e cidades, os Estados europeus exigem que seus cidadãos se cuidem, se inspecionem dia a dia, lavem as mãos a cada momento e mantenham atenta vigilância uns em relação aos outros, fenômeno que analisamos neste livro mediante o conceito de autognomia, dispositivo já desenvolvido e posto em prática no contexto das subjetivações neoliberais "empreendedoras". Por seu turno, o modelo de abandono à morte próprio da lepra permanece operante em solo europeu (e alhures), dado que muitos dos infectados pela COVID-19 são simplesmente esquecidos em suas casas, sem qualquer assistência médica ou funerária, pois os hospitais, centros de saúde e cemitérios estão superlotados, levando os médicos inclusive a escolher quem vai viver ou morrer, tal como se viu de modo dramático na Itália. Nesse sentido, a necropolítica, ainda que em sentido exceptivo, não é exclusiva de territórios estruturalmente conflagrados como o Brasil, a Colômbia e o México.

Ocorre que, segundo Han, as técnicas soberanas da Europa são ineficazes para conter a pandemia, especialmente se comparadas àquelas típicas

---

39 - Michel FOUCAULT, *Vigiar e punir*, p. 222.

de países asiáticos como Japão, Coreia do Sul, China, Hong Kong, Taiwan e Singapura, onde as pessoas teriam uma mentalidade mais autoritária, e as ideias de "sujeito individual", "liberdades públicas" e "privacidade" não ocupariam grande espaço nos hábitos, costumes sociais e debates públicos, o que tornaria possível o uso da vigilância digital e a contínua e massiva colheita de *big data* para garantir que os cidadãos não se infectem. Vale a pena citar um longo trecho do artigo de Han para se compreender exatamente do que estamos falando:

> Toda a infraestrutura para a vigilância digital se mostrou agora ser extremamente eficaz para conter a epidemia. Quando alguém sai da estação de Pequim é captado automaticamente por uma câmera que mede sua temperatura corporal. Se a temperatura é preocupante, todas as pessoas que estavam sentadas no mesmo vagão recebem uma notificação em seus celulares. Não é por acaso que o sistema sabe quem estava sentado em qual local no trem. As redes sociais contam que estão usando até drones para controlar as quarentenas. Se alguém rompe clandestinamente a quarentena um drone se dirige voando em sua direção e ordena que regresse à sua casa. Talvez até lhe dê uma multa e a deixe cair voando, quem sabe. Uma situação que para os europeus seria distópica, mas que, pelo visto, não tem resistência na China. [...] Em Taiwan o Estado envia simultaneamente a todos um SMS para localizar as pessoas que tiveram contato com infectados e para informar sobre os lugares e edifícios em que existiram pessoas contaminadas. Já em uma fase muito inicial, Taiwan utilizou uma conexão de diversos dados para localizar possíveis infectados em função das viagens que

fizeram. Na Coreia quem se aproxima de um edifício em que um infectado esteve recebe através do "Corona-app" um sinal de alarme. Todos os lugares em que infectados estiveram estão registrados no aplicativo. Não são levadas muito em consideração a proteção de dados e a esfera privada. Em todos os edifícios da Coreia foram instaladas câmeras de vigilância em cada andar, em cada escritório e em cada loja. É praticamente impossível se mover em espaços públicos sem ser filmado por uma câmera de vídeo. Com os dados do telefone celular e do material filmado por vídeo é possível criar o perfil de movimento completo de um infectado. São publicados os movimentos de todos os infectados. Casos amorosos secretos podem ser revelados. Nos escritórios do Ministério da Saúde coreano existem pessoas chamadas "tracker" que dia e noite não fazem outra coisa a não ser olhar o material filmado por vídeo para completar o perfil do movimento dos infectados e localizar as pessoas que tiveram contato com eles.[40]

Nesse ponto, somos instados a escolher entre um dos dois modelos, o europeu ou o asiático: parece loucura optar pelo primeiro e renunciar ao segundo, que até agora tem obtido enormes êxitos no controle da pandemia. Todavia, é preciso ver as coisas sob uma perspectiva filosófica, ou seja, crítica e não meramente estatística. Antes de tudo, é evidente a inconsistência do artigo de Byung-Chul Han, construído com argumentos bastante superficiais como, de resto,

---

40 - Byung-Chul HAN, "La emergencia viral y el mundo de mañana", em *El País.com*, 21.mar.2020 [ed. bras.: "O coronavírus de hoje e o mundo de amanhã", em *El País Brasil*, 22.mar.2020, disponível em: https://brasil.elpais.com/ideas/2020-03-22/o-coronavirus-de-hoje-e-o-mundo-de-amanha--segundo-o-filosofo-byung-chul-han.html.

costumam ser suas obras. A abordagem "Europa ×
Ásia" não é realista, pois não é possível resumir duas
estratégias de combate à pandemia a dois blocos culturais monolíticos. Ora, certamente a Suécia, a Grécia
e a Espanha não combatem igualmente o coronavírus. De maneira similar, China, Vietnã e Tailândia não
utilizam os mesmíssimos dispositivos e técnicas de
controle viral. É um erro palmar, já denunciado por
Edward Said na obra *Orientalismo*, analisar comunidades humanas diversas e complexas no tempo e no
espaço sob a rubrica de conceitos gerais e indetermi-
nados como "Ásia" ou "Oriente".[41] Só para citar um
exemplo do texto de Han: dizer que a Ásia tem uma
dimensão pragmática em razão do confucionismo não
nos parece correto, já que Confúcio não tem tanto significado para um japonês quanto para um chinês, e
mesmo na China há tradições outras que tornam pro-
blemática essa abordagem reducionista.

Todo o texto de Han está impregnado por um
espírito rançoso de "choque de civilizações" que nos
lembra o estilo do "conselheiro" de Bush pai, o cien-
tista político Samuel Huntington.[42] Assim como ele,
Han pretende apresentar uma narrativa estereotipada
em que há um ganhador – a "Ásia", na visão de Han
– e um perdedor – "A Europa", também para Han –, o
que constitui uma maneira extremamente inadequada de tratar problemas que se desenvolvem nas contradições imanentes e permanentes do real, as quais

---

41 - Edward W. SAID, *Orientalism* (New York, Pantheon, 1978) [ed.
bras.: *Orientalismo: o Oriente como invenção do Ocidente,* trad.
Rosaura Eichenberg (São Paulo, Companhia de Bolso, 2007)].

42 - Cf. Samuel P. HUNTINGTON, *The clash of civilizations and
the remaking of world order* (New York, Simon & Schuster, 1996)
[ed. bras.: *O choque de civilizações e a recomposição da ordem
mundial,* trad. M. H. C. Côrtes (Rio de Janeiro, Objetiva, 1997)].

jamais se deixam resumir a fórmulas feitas. Nas últimas linhas de seu artigo, Han expressa seu temor de que o Estado policial algorítmico chinês seja exportado com sucesso para todo o mundo após o fim da pandemia – o que, de fato, é um risco real –, mas em praticamente todo o texto é constante o tom de encantamento com as maravilhas do *big data* asiático e da vigilância digital. A cada vez que Han repete seu mantra – "a Europa está fracassando contra a pandemia de COVID-19" – ele apresenta, como contraponto, uma tecnologia oriental qualquer para dizer como as coisas são diferentes na Ásia, onde as pessoas seriam mais obedientes, menos individualistas e nem um pouco críticas em relação ao Estado, razão pela qual seus dados podem ser incessantemente captados e compartilhados pelo governo e pelas empresas. Ao ler o artigo de Han, parece que temos diante de nós um roteiro de *Black Mirror*, mas sem o necessário senso crítico que se espera de alguém que se apresenta como filósofo. Outro erro de Han consiste em sustentar que não existe individualismo na "Ásia", como se o indivíduo fosse uma categoria puramente ocidental e os orientais não passassem de obedientes abelhas trabalhadoras. Ideias assim só podem ser sustentadas com um incessante acúmulo de clichês que não vão ao fundo do problema, não repercutem as vozes menores, não veem nem querem perceber as arborescências e os rizomas caóticos e mutantes da realidade, preferindo criar essas grandes categorias como "os orientais", "a Ásia", "a soberania" (esta última criticada por Han em razão de ser "europeia" e "velha").

De qualquer modo, ainda que superemos as evidentes simplificações do artigo para reter sua tese central, segundo a qual a cultura autoritária, metódica e não individualista da "Ásia" seria mais eficiente do que a liberal, hedonista e individualista cultura da "Europa" para vencer o vírus, seria o caso de retomar a crítica de Agamben a que já nos referimos no capítulo 1 e nos perguntarmos: O que queremos salvar? Só a vida biológica? Uma sociedade que menospreza a liberdade subjetiva (como parece acreditar Han ser o caso da "Ásia") e a possibilidade da crítica, em especial contra o Estado e o mercado? Qual é a grande vantagem desse Oriente tecnocrático? Aliás, o que significa eficiência em uma cultura que, como indica Han, teria renunciado ao pensamento crítico sobre si mesma? Não podemos falar por ninguém, mas preferimos nos submeter criticamente à ineficácia "europeia" – notemos que Han, de modo previsível, não dedica uma linha sequer à África e à América Latina – em vez de renunciar ao pensamento. Vida não é apenas vegetar, comer e excretar, mas, principalmente, pensar.

Por fim, para além de qualquer escolha simplista entre ambos os modelos, surge uma questão importante quando se trata de considerar a eficácia no combate ao novo coronavírus. Segundo entendemos, a estratégia mais adequada contra o vírus é o próprio vírus, ou seja, o contágio. Na medida em que as pessoas adquirem a doença e são imunizadas, o que parece acontecer com a maioria delas, o coronavírus deixa de ser um problema tão intenso. Dessa maneira, o isolamento social, tal como vem sendo feito na Europa e no Brasil – de maneira horizontal e não vertical, como querem os demagogos – é uma estratégia necessária porque controla o *ritmo* do contágio, de maneira a não colapsar o sistema médico-sanitário. Para vencer a pandemia, em algum momento todos nós teremos que ser contagiados, com exceção de grupos de risco bem definidos, a serem protegidos com medidas específicas e de fato excepcionais e temporárias. As estratégias asiáticas elogiadas por Byung-Chul Han se baseiam em um pressuposto completamente diferente, pois apostam na identificação e na segregação social sumária dos infectados, de sorte que a população não é exposta ao contágio e permanece "pura". Apesar dos dispositivos tecnológicos que a informam, trata-se, na verdade, de uma técnica antiquíssima, semelhante àquela descrita por Foucault para o controle da lepra. Ademais, esse modelo é ineficaz a longo prazo, uma vez que o novo coronavírus veio para ficar. Prova disso é que, apesar de ter zerado o contágio interno em certo momento, a China agora se preocupa com novos casos da doença trazidos por estrangeiros ou chineses que retornam a seu território. Em uma população não imunizada – seja por contágio ou por uma vacina que ainda parece estar em um horizonte distante – o coronavírus será uma perpétua ameaça, um constantemente reativável estado de exceção viral.

V. AS RESPOSTAS TANATOPOLÍTICAS E NECROPOLÍTICAS DA BIOARZTQUIA À COVID-19:

medo e governamentalidade na pandemia

> "Os enterros, desertos e sem cortejo, competiam apressados. E não havia remédio seguro nem geral, pois o que a um permitia respirar o sopro vital do ar e contemplar o firmamento, a outros era um veneno que ocasionava a morte".[43]

Esse fragmento pertencente ao *De rerum natura*, escrito no século I a.C. por Lucrécio, é a parte final da descrição que o poeta romano dedicou à peste que assolou Atenas no ano 430 a.C. Para além da eloquência do texto, que vale a pena reler nestes dias, destaca-se uma questão similar à situação pandêmica gerada pela COVID-19: a conversão dos enterros em meros descartes feitos em lugares desumanizados, desertos, sem familiares e sem palavras de despedida. Ainda que as semelhanças não se esgotem nesse gesto – Lucrécio descreve como as pessoas evitavam visitar os enfermos e se esquivavam do contato umas com as outras –, as diferenças também são importantes. Ao contrário dos atenienses de vinte e cinco séculos atrás, nós temos acesso às imagens oferecidas pela mídia – que ilustram nosso caráter "civilizado" – de caixões alinhados em pistas de gelo (como ocorreu em Madrid), em igrejas (como se deu na Itália) ou em imensos campos desertos e lamacentos, como em Manaus, no Brasil.

Aqui se evidencia a diferença entre o pânico e o medo, duas paixões cruciais para entender o papel e os efeitos que os meios de comunicação geram no que diz respeito ao controle dos afetos e, portanto, da governamentalidade.[44] Não eram poucas as pessoas em Ate-

—

43 - LUCRECIO, *De rerum natura/De la naturaleza*, trad. Eduard Valentí Fiol (Barcelona, Acantilado, 2020), p. 599.

44 - Guattari escreve a respeito da televisão e dos jornais: "Mais

nas que, presas do pânico, lançavam seus familiares falecidos em piras levantadas por outros para seus próprios mortos, livrando-se assim dos corpos e da enfermidade, como conta o poeta. Hoje a exposição ordenada das mortes geradas pela COVID-19 se dá diariamente mediante gráficos, estatísticas e cifras, às quais se deve acrescentar o incessante baile de especialistas, epidemiologistas e virologistas que, acompanhados pelo Exército, ao aparecer juntos geram subjetivações por meio de códigos semióticos que suscitam paixões cujo caráter, longe da ingovernabilidade que o pânico cria, dizem respeito a uma das mais eficientes ferramentas de controle político: o medo. Como bem destacou Hobbes: *"De todas as paixões, a que menos faz os homens tender a violar as leis é o medo"*.[45] Todavia, segundo Santiago Zabala, dados e fatos não dizem nada por si mesmos, já que necessitam de diversos procedimentos hermenêuticos para obter significado. Nesse sentido, um dos problemas que enfrentamos hoje é que tais processos não são confiados a instâncias minimamente legítimas como universidades ou meios de comunicação confiáveis, dado que foram capturados pela *internet* e por mídias sociais patrocinadas por governantes populistas a exemplo de Trump e Bolsonaro, abertamente contrários ao pensamento filosófico-científico ao pretender ter contato direto com "os fatos", gerando o que Zabala chama de *alternative facts*

—

do que meios de comunicação ou de transmissão de informação, são instrumentos do poder". Tradução nossa, a partir de Félix GUATTARI, *La revolución molecular*, trad. Guillermo de Eugenio Pérez (Madrid, Errata Naturae, 2017), p. 401.

45 - Thomas HOBBES, *Leviathan* [1651] (Oxford, Oxford University, 1965), ch. 27, p. 229. [N. da E.: tradução a partir de *Leviatã ou matéria, forma e poder de um Estado eclesiástico e civil*, trad. J. P. Monteiro e M. B. N. da Silva (São Paulo, Abril, 1974), p. 183].

e que outros preferem classificar como *fake news* ou "pós-verdades".[46] Zabala demonstra de maneira consistente que o uso constante desses "fatos alternativos" por políticos populistas de extrema direita e acadêmicos como Jordan Peterson e Christina Hoff Sommers, ligados ao movimento do "novo realismo", tem por finalidade, para além da aparente negação do "pós-modernismo," garantir a construção de uma dura nova ordem mundial, a que o filósofo opõe a perspectiva de uma hermenêutica anárquica, proposta que se aproxima de algumas pesquisas sobre a ideia de *an-arquia*.[47]

O pânico se liga à loucura, à demência e ao descontrole encarnados na temida noção de multidão demonizada por todos os Estados. Por seu turno, o medo é tanto o calmante quanto a música que amansa as feras. O abandono de nossa *an-arkhé* natural para entrar no mundo "civilizado" oferecido pelo Estado se deve em grande medida ao medo. Só isso pode explicar por que, de modo majoritário, milhões de indivíduos em todo o mundo aceitam, entre a resignação e a indiferença, serem encerrados "voluntariamente". O controle desse afeto é uma das mais efetivas ferramentas biopolíticas da governamentalidade que, em situações como a atual, de tremendo impacto psicológico graças ao medo do contágio em plena pandemia, lança mãos de recursos biotanatopolíticos para subjetivar os sujeitos. Isso é ainda mais preocupante porque a COVID-19 é mais letal para os idosos, não apresentando grandes riscos para as crianças, de modo geral. Assim, enquanto aqueles que construíram

---

46 - Santiago ZABALA, *Being at large: freedom in the age of alternative facts* (Montreal/Kingston: McGill-Queen's University, 2020).

47 - Andityas MATOS, *Filosofia radical e utopias da inapropriabilidade.*

nossos sistemas de saúde e obtiveram diversas vitórias sociais agora morrem sozinhos em quartos de hospital, os jovens que deveriam poder enfrentar em poucos anos as novas formas de uberização do trabalho estão imersos em poderosos processos de subjetivação microfascistas. Estes, valendo-se de correntes invisíveis, obrigam os primeiros a encarnar os atuais tipos de escravidão, como nota Guattari:

> A solução capitalista consiste em propor modelos que se acoplem aos imperativos da estandardização – que dissolvem as antigas territorialidades – e ao mesmo tempo produzam uma sensação artificial de segurança; [...] Em tais condições o trabalhador será desterritorializado no que diz respeito à produção e reterritorializado no que diz respeito às relações de produção, formalização e reprodução.[48]

Além disso, a pandemia permitiu remodelar as jornadas de trabalho de segunda-feira a domingo, devendo os trabalhadores estar à disposição das empresas o dia inteiro.[49] Na verdade, o que já ocorria com os entregadores de comida vai sendo imposto a outros trabalhadores, chegando até as universidades, que tempos atrás sustentavam a bandeira da crítica e das liberdades sociais. Na uberização da docência o professor deve ceder sua imagem, permitir sua gravação, criar materiais de ensino e comprometer-se a

---

48 - Félix GUATTARI, *La revolución molecular*, p. 400.

49 - Deve-se considerar também a "militarização" dos profissionais de saúde, o que, longe de ter solucionado algumas das carências em matéria de proteção que acumulam há anos, acabou por lhes impor horários de disponibilidade total em nome do "bem comum", com o que esses trabalhadores acabam perdendo todas as vitórias trabalhistas alcançadas em décadas de lutas.

responder quase de imediato às mensagens dos alunos, além de passar o dia corrigindo centenas de trabalhos elaborados e propostos por estranhos que só querem legitimar a outorga de um título universitário qualquer, o qual os alunos só não receberão caso o docente desempenhe corretamente suas funções e dedique o tempo necessário às correções de atividades ou provas daqueles que parecem ter entendido o dito popular catalão: *"pagant, Sant Pere canta"* ("pagando, São Pedro canta"). Além disso, cabe ao teleprofessor se responsabilizar pela própria energia elétrica e pela conexão à *internet*, sendo-lhe ainda exigidos títulos, publicações e o constante preenchimento de formulários burocráticos para desempenhar a docência cujo salário, em contrapartida, será baixíssimo.

Por outro lado, as novas formas de trabalho obtêm ampla aceitação por parte dos jovens em confinamento,[50] que em vez de se apavorarem com a situação em

---

50 - Para quem não for "obediente", há os recorrentes diagnósticos de transtorno por déficit de atenção e hiperatividade (TDAH) ou transtorno negativista desafiante (TND) que farão da medicalização e da tecnologia uma dupla subjetivadora cada vez mais aceita, baseada na demanda por "novas realidades" bioárztquicas e na imposição de suas típicas relações de produção. Só assim aquelas crianças que agora mal saem nas ruas conseguirão permanecer sentadas cada vez mais horas do dia na frente de um computador, sob os efeitos de substâncias como o metilfenidato. O processo de subjetivação microfascista pretende vender essa imposição bioárztquica como "nova realidade" para que pouco a pouco as pessoas se acostumem, como se se tratasse de uma "nova natureza". A *big pharma* realiza mudanças sinuosas para impor sua "realidade" como se fosse o próprio "real". Há que se frisar, por exemplo, que os departamentos de relações públicas das grandes farmacêuticas mudaram estrategicamente de nome para se vender melhor, passando a chamar-se "departamentos de conhecimento". Ademais, o gasto em publicidade das farmacêuticas é hoje o dobro do valor investido em investigação e pesquisa; só nos EUA se gasta mais de 60 bilhões de dólares com propagandas de medicamentos. Esses dados foram colhidos em Ben GOLDACRE, *Mala farma®: cómo las empresas farmacéuticas*

curso, acabam interiorizando categorias significantes ligadas às ideias de excepcionalidade e heroísmo. Assim, enquanto nossos pais e avós octogenários são descartados nas entradas das UTIs, em um claro exercício necropolítico soberano que decide quem deve viver e quem será abandonado à morte – como ocorria nos tempos da peste –, são oferecidos reforços positivos baseados nas noções de coragem e de heroísmo aos mais jovens, que, ao contrário, deveriam poder criar ferramentas para em breve enfrentarem as novas formas microfascistas de trabalho. Ou seja: enquanto se condena os idosos a uma esfera separada da vida ao negar-lhes os devidos cuidados médicos, crianças e adolescentes são introduzidos em estágios pré-individuais de subjetivação que os ensinarão a ser obedientes corpos-com-órgão e "heróis" aclamados pela mídia. Não nos esqueçamos que esse comportamento infantil é fruto do caráter adaptativo das crianças e das relações pré-individuais que as cercam nas escolas, que, diferentemente de fomentarem os valores democráticos que predicam, são as pistas em que se desenvolve uma constante corrida para que os jovens interiorizem o quanto antes as estruturas de poder, assim como seus meios de produção. Por isso as crianças são conectadas desde bem cedo a novos cavalos de Troia como os aplicativos do Google ou postas para trabalhar de modo "cooperativo" mediante computadores. Isso não se dá para que elas adotem modelos horizontais e democráticos de relação interpessoal, mas para que naturalizem as novas relações de produção que essas tecnologias exigem. Em tempos de isolamento, essas teias de aranha invisíveis – que levam os mais jovens a interiorizar

engañan a los médicos y perjudican a los pacientes, trad. Francisco Martín Arribas (Barcelona, Paidós, 2013).

molecularmente as novas tecnologias individualizantes – se contrapõem ao papel de eventuais "velhos" que, em razão da necropolítica, desaparecem levando consigo o espírito de luta que, no passado, os levou a se oporem a várias formas cotidianas de fascismo.

Estamos diante da expressão de um poder soberano que decide as políticas sobre a vida e a morte. Como explica Achille Mbembe, a ideia foucaultiana de biopoder se une às noções de estado de exceção e estado de sítio. Trata-se de uma forma de governo na qual o poder de turno – que, como indica o filósofo camaronês, não tem por que ser unicamente estatal – invoca a exceção, a urgência e a "ficcionalização" do inimigo.[51] Como afirma Mbembe, se em Foucault *"o biopoder parece funcionar mediante a divisão entre as pessoas que devem viver e as que devem morrer [... esse] controle pressupõe a distribuição da espécie humana em grupos"*.[52] Por isso, quando a biopolítica ou a tanatopolítica não se mostram efetivas para subjetivar suas máquinas escravas a serviço da produção, é necessário utilizar a necropolítica. O critério produtivo de mais e mais mortes governa nosso mundo. Adotar políticas estatais e/ou internacionais que condenam à morte inúmeras pessoas por causa do abandono ou da procrastinação institucional não é um dano colateral da política. É necropolítica. Abandonar à própria sorte milhares de pessoas em campos de refugiados, sem se importar com o motivo que as levou a fugir de seus respectivos países – catástrofes naturais, guerras

---

51 - Achille MBEMBE, *Necropolítica*, trad. Elisabeth F. Archambault (Barcelona, Melusina, 2011), p. 21 [ed. bras.: *Necropolítica – Biopoder, soberania, estado de exceção, política da morte*, trad. Renata Santini (São Paulo, n-1, 2018), p. 17].

52 - Idem, p. 21 [N. da E.: tradução a partir da ed. bras., p. 17].

geoestratégicas, massacres étnicos, causas religiosas, de gênero ou sexual – é, sem dúvida, necropolítica. Permitir que a economia condene à pobreza países inteiros cujos alimentos básicos – como o pão – são elevados a preços absurdos por conta da especulação é necropolítica. Também é necropolítica os Estados verem com bons olhos o fato de que três quarto de sua população são obrigados a consumir alimentos de baixa qualidade que encurtam a vida ou causam doenças. É necropolítica receber com cassetetes e tiros aqueles que se lançam ao mar em embarcações decrépitas, fugindo da morte em busca de um futuro melhor, tal como aconteceu recentemente na Itália e na Espanha. Também é necropolítica que países como os EUA, que se consideram potências mundiais, abandonem na pura indigência quem não pode pagar pelo acesso à saúde. Ou que tenham um presidente como Trump, que já nos anos 1980 foi acusado de ser uma espécie de alga monstruosa para a ecologia social,[53] pois empurrava milhares de habitantes de bairros inteiros de Nova York para a pobreza e a morte, e hoje

---

53 - "Mais do que nunca a natureza não pode ser separada da cultura e precisamos aprender a pensar 'transversalmente' as interações entre ecossistemas, mecanosfera e universos de referência sociais e individuais. Tanto quanto algas mutantes e monstruosas invadem as águas de Veneza, as telas de televisão estão saturadas de uma população de imagens e de enunciados 'degenerados'. Uma outra espécie de alga, desta vez relativa à ecologia social, consiste nessa liberdade de proliferação que é consentida a homens como Donald Trump, que se apodera de bairros inteiros de Nova York, de Atlantic City etc., para 'renová-los', aumentar os aluguéis e, ao mesmo tempo, rechaçar dezenas de milhares de famílias pobres, cuja maior parte é condenada a se tornar *homeless*, o equivalente dos peixes mortos da ecologia ambiental." Félix GUATTARI, *Las tres ecologías* [1989], trad. José Vázquez Pérez y Umbelina Larraceleta (Valencia, Pre-textos, 2017), p. 24 [N. da E.: tradução a partir de *As três ecologias*, trad. Maria C. F. Bittencourt (Campinas, Papirus, 1990), p. 25-6].

aconselha os afetados pela COVID-19 a injetar detergente nas veias para "se curar" de maneira barata. É necropolítica continuar desconsiderando tudo isso enquanto muitos enchem a boca para sustentar que a Europa é o berço dos direitos humanos quando há muitos anos não é mais do que sua tumba.

Enquanto a necropolítica fecha o cerco em relação aos improdutivos para o sistema, a tanatopolítica educa nosso imaginário com ideias ligadas à morte para nos fazer navegar na segurança guiada pelo medo. A constante presença da morte por COVID-19 nos meios de comunicação não é casual. A morte é uma grande ferramenta biopolítica – neste caso, tanatopolítica[54] – que permite educar *no* e *a partir* do medo. O poder que entranha e o tipo de subjetividade que o medo produz facilitam tanto o controle e o autocontrole quanto a instauração da autognomia, entendida como elemento caracterizador da forma de domínio subjetivante que atribuímos à bioarztquia, consistente em um tipo de constante autodiagnóstico em busca de sinais e sintomas de doenças. E isso não porque a morte não seja um fato objetivo ou real. Referimo-nos, antes, à maneira de abordá-la a partir de um viés supersticioso ou pretensamente científico, com o que ela se integra aos processos de subjetivação que nos constituem. Assim, por exemplo, um caixão não é simplesmente uma caixa de madeira com um cadáver dentro, podendo mudar seu sentido em virtude do contexto e do lugar em que aparece.

---

54 - A política e a subjetivação exercida mediante o uso da morte são extremamente relevantes na história da humanidade. Sobre esse tema, cf. Francis GARCÍA COLLADO, "Per a què serveix la mort?", em Pol CAPDEVILA e Francis GARCÍA COLLADO (coords.), *La modernitat de la filosofia* (Barcelona, La Busca, 2012), p. 107-121.

Em termos tanatopolíticos, o fato de o caixão aparecer relacionado a cifras e a estatísticas de morte o insere em uma cartografia desterritorializada sob a forma de código assignificante; quer dizer, a presença de caixões e a contagem de mortos nos meios de comunicação já não são meros códigos significantes que aportam informações, mas passam a mobilizar subjetivamente quem recebe os dados. A partir dessa perspectiva, podemos analisar um exemplo mais simples: ainda que alguém se considere muito racional, a mera presença de máscaras nos rostos das pessoas pelas quais ele cruza nas ruas não o situa diante de um mero código significante que lhe diz o que é uma máscara, mas ativa os códigos assignificantes ligados à máscara, o que produz mudanças concretas no sujeito que vão desde o aumento do ritmo cardíaco até a dilatação das pupilas e a sudorese intensa. O poder mobilizador que hoje têm uma máscara ou uma fila para entrar no supermercado – repleta de pessoas com luvas e máscaras – revela um processo de subjetivação inegável que, ainda que obrigue a realizar certos comportamentos molares, também produz mudanças moleculares.[55] Que a máscara

---

55 - Para a psicologia clássica, a conduta molar se refere a componentes tanto de tendências quanto de motivações que levam um sujeito a realizar os fins a que se propõe, enquanto, por seu lado, a conduta molecular se refere aos elementos fisiológicos que integram uma ação (cf. José BLEGER, *Psicología de la conducta*, Barcelona, Paidós, 1977). Assim, quando um sujeito se conecta a um computador para teletrabalhar, conduta molar, seu corpo sofre toda uma série de mudanças em nível molecular que contribuem para a nova ressignificação fisiológica desse mesmo corpo. Tome-se também o exemplo de que o simples ato de consultar o celular abaixando a cabeça enquanto se caminha pela rua, conduta molar, leva o sujeito a se situar em uma posição de submissão, conduta molecular, produzida ao inclinar a cabeça.

mobilize e ao mesmo tempo seja um objeto de desejo que pode obrigar uma família brasileira de três membros a desembolsar algo em torno de R$ 200,00 mensais, é algo que se relaciona ao que Guattari escreve sobre a repressão microfascista:

> [...] estas formas de repressão são conduzidas a um estado molecular porque seu próprio modo de produção é obrigado a operar dita liberação. A simples repressão massiva já não é suficiente. O capitalismo tem que construir modelos de desejo, sendo essencial para sua sobrevivência que eles sejam interiorizados pelas massas exploradas. [56]

A presença ordenada da ideia de morte por COVID-19, exposta mediante números repetidos constantemente em todos os meios de comunicação, poderia, ao menos em termos teóricos, gerar pânico, mas acaba sendo controlada pelo poder do Estado e de seus especialistas. Pode-se contrapor a essa ordem geradora de medo e obediência a sensação mobilizadora de pânico produzida durante os primeiros dias de isolamento diante do esgotamento do álcool em gel e do papel higiênico nos supermercados e nas farmácias. A diferença entre a presença ou a ausência das cifras de mortes é crucial para que se produza obediência, medo e submissão à autoridade especialista, que hoje é uma mistura bioárztquica de médicos e políticos. Todavia, imaginem o que aconteceria se a cada ano nos mostrassem os números de mortos pela gripe comum, por exemplo. Nesse caso, o medo também teria estado presente anteriormente em nossas vidas a cada uma das epidemias sazonais, já que elas

---

56 - Félix GUATTARI, *La revolución molecular*, p. 74.

ceifam um número de vidas muito grande, embora não seja comparável à quantidade de mortos pela atual pandemia, como pensaram a princípio alguns virologistas. De qualquer forma, o controle estatístico sobre a morte não passa de uma astuta manobra interessada em certos resultados que geram um *priming*[57] diário, o qual permitirá renovar sempre que for preciso o recurso do vírus como filosofia de vida sujeita ao especialista. A intrusão da COVID-19 desenvolve uma memória relevante e persistente por estar ligada a um acontecimento traumático – o que se conhece como *flashbulb* – que poderá ser ativada de maneira eficiente quantas vezes forem necessárias pelo poder de turno; seus efeitos se relacionarão ao isolamento voluntário, ao medo do outro e à autognomia como estilo de vida.

No que diz respeito à situação pandêmica, a questão não se limita unicamente às formas algorítmicas ou soberanas de controle aludidas no capítulo anterior, envolvendo aspectos que estão para além da simples biopolítica. Referimo-nos à maneira como são produzidos novos processos de subjetivação adquiridos e interiorizados com rapidez pelos sujeitos sob o mantra das autoridades que, como se repetissem um salmo corânico, entoam números estatísticos sobre contágio e mortes ao mesmo tempo que falam de cidadãos responsáveis que permanecem em suas casas, mencionando ainda o número de pessoas presas ou multadas por desrespeitar o isolamento. Se a tanatopolítica é tão efetiva, tal fato se dá em razão da ideia

---

57 - Fenômeno psíquico pelo qual a exposição a um estímulo influencia a resposta a outro estímulo subsequente sem intenção consciente. Por exemplo: a palavra "médico" é reconhecida mais rapidamente após a palavra "doutor" do que depois da palavra "ovo".

de morte a que somos expostos desde o nascimento. Por isso é que, parafraseando Edgar Morin, sem dúvida devemos "copernicizar" a morte.[58]

Esse giro copernicano nos ajudaria a entender que a ideia que temos da morte repercute na maneira como vivemos nossas vidas. Nessa perspectiva, perceberíamos que a vida está sendo relegada a uma dimensão puramente biológica e que, como tal, uma vez que os gurus especialistas da economia acabaram relegados à sombra – onde continuam atuando agora, dizendo aos médicos o que devem fazer para salvar a economia e, eventualmente, algumas vidas –, é preciso começar a escutar o *diktat* do epidemiologista. A busca infantil por aqueles que ocupam posições discursivas de poder que se confundem com um tipo de verdade deveria levar em conta o que Klarsfeld e Revah escrevem em sua fantástica obra *Biologia da morte*:

> A própria ideia de propor uma "mensagem" de natureza social a partir de trabalhos científicos deveria suscitar uma sã desconfiança. Trata-se de uma opinião expressa nos últimos anos, por exemplo, por F. Jacob: "A teoria da evolução explica o que somos, mas sem dizer aquilo que devemos fazer e por que devemos fazê-lo", ou por P. H. Gouyon: "Por um lado tenho uma moral e, por outro, uma explicação biológica. E não tenho nenhuma lição a receber da natureza sobre o que devo fazer".[59]

E isso não é nada inocente. Da imagem infantil que muitos têm gravada a ferro e fogo em seus cérebros – a da criança temerosa sentada na sala de espera do médico

---

58 - Edgar MORIN, *L'homme et la mort* (Paris, Seuil, 1970), p. 28.

59 - André KLARSFELD e Frédéric REVAH, *Biologie de la mort* (Paris, Odile Jacob, 2000), p. 241.

–, apreendemos diversos componentes semióticos que conformam uma fábrica de governamentalidade graças a seu poder de criar realidades. Notemos que, para além da eficácia no âmbito publicitário de enunciados (códigos significantes) que fazem referência à magnânima sentença segundo a qual algo é cientificamente comprovado ou ao menos recomendado por nove a cada dez médicos, há também o recorrente uso nas propagandas de aventais brancos que funcionam como *priming* implantados ao longo de nossas vidas que nos levam, sem necessidade de qualquer tipo de enunciação, a nos comportarmos de modo obediente e submisso (códigos assignificantes). Dessa maneira, entramos em um estado agêntico que nos põe a serviço de ordens e normas diante da mera presença dos elementos de poder a que fomos sendo expostos desde que éramos crianças e em relação aos quais ficamos indefesos como bebês desprotegidos. Um dos êxitos indiscutíveis da bioarztquia nesta pandemia está precisamente nessas semióticas assignificantes que nos sujeitam como máquinas obedientes. Só isso pode explicar por que aceitamos, em um estado de alarme (como o que ocorreu na Espanha), a eliminação dos direitos de manifestação e de livre circulação – o que poderia ser feito unicamente por meio da decretação de um estado de exceção ou de um estado de sítio – sem que fossem proibidos de modo oficial pelo Estado. E tudo isso em nome de um alerta sanitário nutrido pela ação de elementos assignificantes como as máscaras, as filas em supermercados e o regime espetacular de cifras e dados de mortes e prisões, estas duas últimas já como perduráveis ferramentas tanato e biopolíticas, respectivamente.

Para governar e exercer seu poder, a bioarztquia se vale mais da falácia do especialista, entendido como componente mobilizador sob a forma de código assignificante – referimo-nos ao uso de elementos e complementos relacionados ao campo médico –, do que de verdadeiros conhecimentos científicos. Não nos esqueçamos de que tampouco desses supostos conhecimentos é possível derivar automaticamente uma ética ou uma conduta, como comentamos quando nos referimos às palavras de Klarsfeld e Revah. Por outro lado, para ir mais longe, deveríamos levar em conta o desconhecimento objetivo dos "especialistas" em relação às particularidades do SARS-CoV-2, algo que revela seu papel de bioarztcas, ou seja, médicos-sacerdotes aos quais se deve obedecer. Tudo isso faz eco, de maneira algo ridícula, aos médicos que Richard Sennett descreve durante a gestão do cólera no século XIX:

> Entre os cidadãos, assim como entre os especialistas em medicina, as práticas culturais que rodeavam o cólera estavam profundamente enraizadas na ignorância. Considerava-se erroneamente que a enfermidade se propagava pelo ar e não pela água; assim, em 1832, durante uma epidemia, muitos parisienses tentaram se defender da praga que varreu a cidade cobrindo a boca com lenços brancos quando falavam com outras pessoas, assumindo a ideia de que o branco era uma proteção particularmente importante. [...] O amontoamento de corpos enfermos assegurava o novo contágio recíproco se por acaso surgia algum sinal de recuperação, mas tanto os médicos como os pacientes estavam absolutamente convencidos de que a luz solar que caía abundantemente sobre os moribundos tinha poderes desinfetantes, tremendo legado da antiga crença na capacidade curativa da luz de Deus.[60]

60 - Richard SENNETT, *Construir y habitar* [2018], trad. Marco Aurelio Galmarini (Barcelona, Anagrama, 2019), p. 34-35 [ed. bras.: *Construir e habitar – Ética para uma cidade aberta*, trad.

Continuamos hoje imersos na sacerdotização da medicina característica da bioarztquia, que promete proteger nossas vidas biológicas ao elevadíssimo preço de nos privar de nossa qualidade de δέμας (*démas*),[61] ou seja, totalidades viventes enquanto viventes. Por outro lado, a ameaça necropolítica e otimizadora da bioarztquia continua expondo os profissionais de saúde a contágios "seguros", já que os hospitais não estão equipados de maneira adequada e não são obrigados a reciclar ou a descartar as máscaras de um dia para o outro, enquanto as pessoas que passeiam com seus cachorros, fazem fila nos supermercados ou protestam pela volta ao trabalho têm máscaras de máxima proteção, como as do tipo N-95. O progressivo desmantelamento dos sistemas públicos de saúde, a falta de contratações, as paupérrimas proteções – muitas vezes de confecção caseira – e o fechamento de hospitais não são, como querem alguns, simples negligências, e sim práticas a serviço do mandato de uma economia cujo imperativo necropolítico se impõe às vidas que *sobram*, que são as de sempre: pobres, desempregados, pessoas que realizam trabalhos domésticos ou de cuidado (mulheres, na maior parte das vezes) etc.

A razão farmacêutica da qual a bioarztquia lança mão nos impõe a autognomia para que nos conectemos em qualquer ambiente produtivo como corpos-com-órgãos, e não δέμας. Dessa maneira, durante o teletrabalho no computador somos corpo-cabeça e algo mais, pois nos cabe cuidar da iluminação, evitar

---

Clóvis Marques (Rio de Janeiro, Record, 2018)].

61 - Sobre o conceito grego de *démas* como corpo vivo, oposto ao simples corpo inerte expresso na tradicional palavra grega *sôma*, cf. Francis GARCÍA COLLADO e Andityas MATOS, *Más allá de la biopolítica*, p. 41-58.

as sombras e manter adequadas expressões faciais. É evidente que nesta pandemia a bioarztquia deslocou o cuidado sintomatológico, típico da autognomia, para a dimensão dos corpos-com-orgãos que a cada nova ocasião se tornam um órgão/função específico. Agora somos corpos-pulmões. De fato, somos pulmões com braços que servem para cobrir a boca ao tossir, aos quais estão ligadas mãos infectantes que devemos lavar continuamente segundo um escrupuloso ritual de ablução quase védico em seu detalhismo, já que cada um de nossos dedos são agentes externos suspeitos. Assim, nossa individuação é dada pelos processos de subjetivação impostos pelas novas relações de produção que se metamorfoseiam para continuar se reproduzindo em benefício do capital. Para tanto, a bioarztquia utiliza, mais do que nunca, os algoritmos fabricados por *cookies* e aplicativos que, como filtros--bolha, nos isolam da realidade ao mesmo tempo que alimentam nossos desejos consumistas, tudo isso em detrimento de nossas potências enquanto viventes.[62] Contra esse estado de coisas, julgamos ser necessário assumir as duas dimensões às quais dedicamos o próximo capítulo: a biorresistência e a bioemergência.[63]

---

[62] - Cf. Francis GARCÍA COLLADO, "Big data y democracia: educación, comunicación, poder y gubernamentalidad en la era de la razón farmacéutica", em *Astrolabio: Revista Internacional de Filosofía*, n. 23, 2019, p. 114-134.

[63] - Conceitos também desenvolvidos em Francis GARCÍA COLLADO e Andityas MATOS, *Más allá de la biopolítica*, p. 153-159.

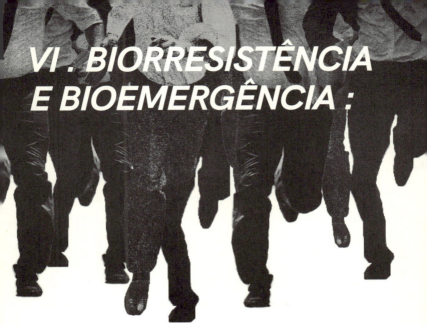

VI . BIORRESISTÊNCIA E BIOEMERGÊNCIA :

mutar para sobre/viver

É ao mesmo tempo triste e curioso que as cidades que na Idade Média eram elogiadas pelo adágio *"Stadtluft macht frei"* ("o ar da cidade liberta") hoje sejam lugares inóspitos onde reina o medo ao contágio e onde os rostos tristes dos transeuntes zumbificados que vão fazer compras se tensionam para expressar hostilidade diante da mais mínima possibilidade de contato com seus semelhantes. Longe do prometido pelo dito alemão, agora as cidades mostram com mais veemência do que nunca a falácia do dualismo entre público e privado, já que o primeiro vai se esvaindo e se fundindo rapidamente ao segundo. Mesmo que sejam poucos os que se lembram dessas duas esferas, e menos ainda os que reconhecem a do comum – inclusive com exceção feita aos que pensam que a Amazônia pertence ao Estado brasileiro, e por isso Bolsonaro pode vendê-la, ou que a luz solar pertence ao Estado espanhol e, portanto, são aplicáveis impostos às energias renováveis –, ninguém deveria ignorar que a proteção da vida não pode se dar em detrimento de vivê-la.

É por isso que a afirmação de Spinoza, segundo a qual ninguém sabe o que pode um corpo,[64] surge como algo absolutamente pertinente na presente pandemia, já que se confunde esse *o que pode* um corpo com *o que suporta* um corpo. O isolamento imposto pela COVID-19, entre muitas outras utilidades para o poder, tem a capacidade de revelar os processos maquínicos aos quais os humanos estão dispostos a se conectar quando a palavra medo é ativada. Para tanto, foi posto em evidência, como nunca antes com tanta intensidade, o papel normalizador da mídia a

---

64 - Baruch SPINOZA, *Ètica*, trad. Josep Olesti (Barcelona, Marbot, 2013), p. 148-150 [ed. bras.: *Ética*, trad. Tomaz Tadeu (Belo Horizonte, Autêntica, 2009), p. 100-2].

serviço tanatopolítico do poder de nossos governos que ainda continuam sendo chamados de democráticos. Seus discursos diários, que pretendem apresentar a "verdade" nua e crua, longe do caráter da *parrhesía*, evidenciam o alerta de Foucault sobre esse tema: para que haja *parrhesía* deve existir um risco no dizer, como no caso do escravo que desafia verbalmente seu senhor sabendo que isso pode lhe custar a vida.[65] Por outro lado, o poder demonstrou que, de fato, *pode* dizer, e sempre diz. Mas não em virtude de um ato parrhesiasta consistente no falar franco (*dire-vrai*), mas em razão de sua capacidade de construção da "verdade". Nos meios de comunicação o poder *diz* a verdade porque o poder é, literalmente, *poder* (aqui aludimos ao verbo), e isso jamais a partir de ações parrhesiastas, já que ele funciona ao reproduzir a máquina semiótica geradora de realidade, sempre próxima do medo.

Medo que, longe de nos recordar de que estamos estruturalmente diante da vida em sua forma mais autêntica, nos leva a interiorizá-la como espectro. Há que se considerar o que assinala Deleuze em sua leitura do *Tratado teológico-político* de Spinoza:

> Qual é o regime político ou os signos menos nocivos, ou seja, que menos invadem a potência de pensamento e nos levam a fazer a menor quantidade possível de estupidezes? Quais são os signos que deixam livre ao homem todas as suas oportunidades? E sua resposta final é que esse regime mais satisfatório é a democracia.[66]

---

65 - Sobre a *parrhesia* no pensamento de Foucault, cf. Michel FOUCAULT, *O governo de si e dos outros: curso no Collège de France (1982-1983)*, trad. Eduardo Brandão (São Paulo, WMF Martins Fontes, 2010)].

66 - Gilles DELEUZE, *En medio de Spinoza* [1980-81], trad. Equipo Cactus (Buenos Aires, Cactus, 2017), p. 198.

Quando pensamos equivocadamente que a biorresistência se relaciona ao que um ser humano pode suportar ou que a bioemergência[67] se refere apenas à ideia de emergência sanitária, e não a esse desabrochar feito de toques, contatos e mesclas com o ambiente que é o viver, nos preparamos para o dia – se é que ele já não chegou – em que, olhando através das janelas de um prédio de uma grande cidade, seja Belo Horizonte ou Barcelona, nos perguntaremos: "Por que não vou para a rua? De onde vem essa sensação de saudade e ansiedade? O que está acontecendo comigo?". Isso se chama desejo. O preocupante é que estamos sendo reconstruídos para que nos sintamos doentes graças ao simples desejo de sair para passear. Segundo Guattari: "Cada vez que, confrontados por um desejo, nos perguntamos 'o que isso significa?', o que acontece, não se confundam, é que está intervindo uma formação de poder que nos pede contas".[68] Pois bem, a pergunta é: vamos permanecer conectados em casa, como pilhas que alimentam o capital, acorrentados aos computadores que nos sujeitam ao teletrabalho, cheios de resignação e medo de ir à rua? É exatamente o contrário do que apontamos em nosso livro anterior: "Tudo o que somos é bioemergência, contato, fricção, massagem, carícia e também golpe, impacto e choque. Toda ideia de potência deve ser interpretada como bioemergência".[69] De fato, o que pode um δέμας (*démas*)? O que pode um vivente enquanto vivente?

---

67 - Sobre a ideia de emergência em geral, vale a pena ler o capítulo "Emergency and biodiversity" em Santiago ZABALA, *Being at large*, p. 145-149.

68 - Félix GUATTARI, *La revolución molecular*, p. 219.

69 - Francis GARCÍA COLLADO e Andityas MATOS, *Más allá de la biopolítica*, p. 158.

Podemos continuar pensando que todos os dispositivos aos quais nos conectamos servem para nos fornecer informações ou até mesmo para nos dizer a verdade, como idiotas que, no meio do deserto, caem na armadilha de seus cérebros quando acreditam ouvir a voz de um deus que dirige seu verbo a eles, e na realidade estão tendo uma ilusão auditiva graças ao calor. Há sinais que indicam que, como diz Adam Phillips, "somos inevitavelmente fiéis ao corpo morto que cresce dentro de nós".[70] A ridícula distância que nos separa da rua é da mesma natureza que o modo pelo qual o poder nos *obriga* a viver em família, como revela o termo proto-itálico *famelos* (servo), clara evidência etimológica de que a palavra "família" alude a um grupo de escravos que necessitam uns dos outros para sobreviver e entre cujas aspirações não parece estar a tarefa de viver a vida.[71] O isolamento pandêmico se parece com essa situação, mas não pelo que vivemos hoje diariamente, e sim tendo em vista que, com exceção das idas e vindas ao trabalho antes do confinamento, tudo talvez já fosse assim.

Entre a aceitação do corpo morto que cresce dentro de nós e a resposta bioemergente e biorresistente sobre o que pode um corpo está a abertura para a vida. É preciso não apenas verbalizar a resposta, mas nos deixar levar pelo dizer parrhesiasta que é feito de ações, abrir a porta de casa e, tendo em conta os dois aspectos simbióticos de um enunciado,[72] exercer um ato perfor-

---

70 - Adam PHILLIPS, *Monogamia* [1996], trad. Daniel Najmías (Barcelona, Anagrama, 1998), p. 13.

71 - Por exemplo: em catalão *fam* significa ter fome e em português e castelhano *famélico* se liga à expressão "estar *morto* de fome".

72 - "Em cada enunciado coexistem dois aspectos fundamentais, simbióticos mas muito diferentes: a) O que se diz, o conteúdo

mativo carregado de significado, como se estivéssemos para cruzar o Rubicão. E isso não a fim de reconstruir qualquer "normalidade" e voltar a trabalhar para o capital, mas para assumir a indeterminação da realidade e criar outros mundos possíveis. Se a pandemia nos ensinou que a vida que vivíamos ainda não era a pior e que poderia se tornar ainda mais morta e sem sentido, cabe-nos inverter essa lição e compreender que uma vida da potência é aquela em que não apenas sobrevivemos, e sim sobre/vivemos, ou seja, vivemos fundados em uma ausência de fundamento que pode nos liberar do afeto triste do medo e escancarar as portas para o contágio mutante com nós mesmos.

Em um dos capítulos mais intensos de *Viagem ao fim da noite* de Louis-Ferdinand Céline, o protagonista, um médico francês higienista, desembarca na África.[73] O que mais lhe impressiona é o estado de confusão e mescla do continente, traduzido em uma prosa alucinante em que Céline tenta descrever o delírio febril do médico Ferdinand Bardamu. Na África todos estão doentes porque todos os corpos se misturam, pensa Bardamu; os suores escorrem, terríveis e inomináveis doenças escavam a pele e a carne e assim continuamente (des)constituem algo entre o humano, o animal e a planta, o que nos lembra as terríveis palavras de Fanon sobre o caráter mineral dos colonizados. Tudo isso se resume a uma ideia: contágio. Para Céline, que

---

semântico expresso no enunciado graças a certos caracteres fonéticos, lexicais, sintáticos; b) O fato de que se fala, se toma a palavra rompendo o silêncio, o ato de enunciar enquanto tal, a exposição do locutor aos olhos dos demais" (Paolo VIRNO, *Cuando el verbo se hace carne* [2003], trad. Eduardo Sadier, Madrid, Cactus, 2005, p. 61).

73 - Louis-Ferdinand CÉLINE, *Voyage au bout de la nuit* (Paris, Denoël et Steele, 1932) [ed. bras.: *Viagem ao fim da noite*, trad. Rosa Freire d'Aguiar (São Paulo, Companhia das Letras, 2009)].

não demorará a se alinhar ao nazismo, o contágio é mais do que uma relação mórbida entre organismos; trata-se de uma condição metafísica que, oposta à pureza, determina a inseparabilidade entre vida e morte, o que nem a guerra conseguira fazer com perfeição. A África é então esse lugar de corpos destroçados e reconfigurados por inúmeros contágios, escaldados pelo sol e entregues a um erotismo bestial que aprofunda e leva ao paroxismo as trocas de humores, sangue e sêmen, dando lugar a uma potente máquina de produção de diferença.

Pois bem, se a África é assimilável ao contágio, devemos ver na pandemia de COVID-19 o devir-África do mundo, que hoje já não pode ser isolado por dispositivos soberanos ou biopolíticos. Ao contrário, a África está em nossas casas, em cada um de nós, a partir de agora identificados, mais do que por qualquer característica pretensamente humana, como vetores involuntários do contágio global. Nesse sentido, a pele é o veículo privilegiado do contágio, pois tudo que foi tocado por um humano pode ter se tornado um ninho para a COVID-19, com o que nossas sociedades aprofundam a tendência neoliberal à desmaterialização e à mediação, reservando aos pobres as tarefas que exigem o contínuo contato, o sempre presente risco de infecção. Assim como o higienista Bardamu, que via todos os africanos como potenciais focos de contágio, nesta pandemia reservamos aos pobres a mesma identificação mortífera com o vírus, ainda que exijamos que continuem limpando nossas casas e ruas, entregando nossas compras e preparando nossa comida. Tal situação continuará após a pandemia e se tornará a regra, de modo que em muito pouco tempo contato e contágio se tornarão sinônimos e serão igualmente desprezados e temidos como "coisas de pobre".

Quando isso acontecer, poderemos ter certeza de que chegamos ao fim. Como bem notam Michael Hardt e Antonio Negri, o contágio temido por Bardamu é expansão incontrolada de vida que se traduz na exuberância monstruosa do continente africano, insuportável para o olhar asséptico do higienista colonial.[74] Mas por que aproximar as ideias de vitalidade e contágio? Que tipo de vida pode emergir de algo tão terrível como a pandemia que enfrentamos?

A vida é fundamentalmente uma condição transindividual e transpessoal que não tem qualquer obrigação diante dos sistemas psíquico-subjetivos humanos que insistem em reduzi-la a um "eu". Ao contrário dos entes que a contêm momentaneamente, a vida é sempre excedência, é sempre um dom que circula e exige a continuidade da circulação, como bem sabia Georges Bataille. Cabe então reformular a célebre sentença do fisiólogo Xavier Bichat, para quem "a vida é o conjunto de funções que resiste à morte".[75] Ao contrário, é a morte que impulsiona a vida, do mesmo modo que a COVID-19, em sua dimensão bioemergente, desafia a sobrevivência capitalista e aponta para uma brecha que Foucault soube intuir no último texto que fez publicar antes de sua morte, dedicado a seu mestre Georges Canguilhem. Nele, Foucault parte da ideia de Canguilhem – para quem a saúde tem a ver não com a autoconservação de um corpo, mas com sua capacidade de autotransformação – para encontrar no erro a verdade da vida. De fato, se pensarmos

---

74 - Michael HARDT e Antonio NEGRI, *Empire* (Cambridge – Mass., Harvard University, 2000), p. 135 [ed. bras.: *Império*, trad. Berilo Vargas (Rio de Janeiro, Record, 2001), p. 152].

75 - Xavier BICHAT, *Recherches physiologiques sur la vie et sur la mort* (Genève/Paris/Bruxelles: Alliance Culturelle du Livre, 1962), p. 43.

a vida de maneira radical, vivo é aquilo capaz de errar. Só por meio do erro a vida avança e continuamente emerge de si mesma, de maneira que todo saber que explora a vida deveria ser reorientado em direção aos erros, e não a supostas verdades. Afinal, o que são os saberes sobre a vida senão uma longa e descontínua série de erros acompanhados de suas correções?[76]

A "grande saúde" imaginada por Nietzsche não está nas normalizações ou nas homologações exigidas pela economia capitalista, mas nos erros que nos

---

76 - "No centro desses problemas, há o do erro. Pois, no nível mais fundamental da vida, os jogos do código e da decodificação abrem lugar para um acaso que, antes de ser doença, déficit ou monstruosidade, é alguma coisa como uma perturbação no sistema informativo, algo como um 'equívoco'. No limite, a vida – daí seu caráter radical – é o que é capaz de erro. E é talvez a esse dado, ou melhor, a essa eventualidade fundamental, que é preciso pedir explicações sobre o fato de a questão da anomalia atravessar de ponta a ponta toda a biologia. A ela é preciso pedir explicações sobre as mutações e os processos evolutivos que elas induzem. Também é preciso interrogá-la sobre esse erro singular, mas hereditário, que faz com que a vida desemboque, com o homem, em um vivente que nunca se encontra completamente adaptado, em um vivente condenado a 'errar' e a 'se enganar'. Se admitimos que o conceito é a resposta que a própria vida dá a esse acaso, é preciso convir que o erro é a raiz do que constituiu o pensamento humano e sua história. A oposição do verdadeiro e do falso, os valores que são atribuídos a um e a outro, os efeitos de poder que as diferentes sociedades e instituições associam a essa partilha, tudo isso talvez seja apenas a resposta mais tardia a essa possibilidade de erro intrínseca à vida. Se a história das ciências é descontínua, ou seja, se ela só pode ser analisada com uma série de 'correções', como uma nova distribuição que nunca libera finalmente e para sempre o momento terminal da verdade, é que ainda ali o 'erro' constitui não o esquecimento ou o atraso da realização prometida, mas a dimensão peculiar da vida dos homens e indispensável ao tempo da espécie" (Michel FOUCAULT, "La vie: l'experience et la science", em *Revue de Métaphysique et de Morale*, v. 90, n. 1, 1985, p. 3-14 [N. da. E.: Tradução a partir de "A vida: a experiência e a ciência", em *Ditos & escritos, vol. II: arqueologia das ciências e história dos sistemas de pensamento*, org. Manoel Barros da Motta (Rio de Janeiro, Forense Universitária, 2013), p. 382]).

(des)constituem sem parar e que, a partir de um ponto de vista ético, propomos chamar de contágio, que é agora nossa inafastável condição epocal. Podemos considerar o contágio como uma dimensão da ideia de emergência aludida por Cornelius Castoriadis no contexto das práticas instituintes. Trata-se de um processo que não pressupõe um sujeito prévio e não é controlado por ele.[77] Ainda que o emergir errático e contagioso da vida não seja absoluto, ele não deriva simplesmente, como as regras jurídicas, de um quadro geral, mostrando-se antes como um *novum* que *altera a origem* na mesma medida em que transforma os sujeitos e as condições das quais eles puderam emergir. Talvez o que esteja em jogo então na pandemia seja exatamente isto: a potência *an-arqueológica* de modificarmos, mediante esse "erro" da natureza que é a COVID-19, nossa origem e nós mesmos.

---

77 - Cornelius CASTORIADIS, *Le monde morcelé: les carrefours du labyrinthe 3* (Paris: Seuil, 1990), p. 165 [Ed. bras.: *O mundo fragmentado: as encruzilhadas do labirinto, v. III*, trad. Rosa Maria Boaventura (Rio de Janeiro, Paz e Terra, 1992)].

. CONCLUSÃO :

o que
aconteceu
com o futuro?
nunca será
como antes

Ao final, o que nos parece mais importante nesta pandemia é seu caráter intrusivo, ou seja, o fato de ser um evento que excede todas as categorias do pensamento até então mobilizadas para compreender e normatizar nossa realidade. Nessa perspectiva, ao mesmo tempo que nos isola em casa, o vírus inocula nossas mentes. Talvez pela primeira vez desde o fim da Segunda Guerra e o crescente monopólio de certo *way of life* sobre nossas subjetividades daí derivado, podemos pensar o radicalmente novo, o *in-forme*, o que ainda não tem – e talvez jamais tenha – forma. Para tanto, a pandemia desvela o caráter histórico e precário daquilo que chamamos de capitalismo. Não que ela equivalha, em si mesma, ao fim do capitalismo, como alguns pensadores têm prognosticado. Ao contrário, a pandemia de COVID-19 pode servir para intensificar certos traços especialmente autoritários do atual modo de produção e subjetivação, com o incremento da virtualização das relações humanas, da uberização do trabalho e do controle bioárztquico dos corpos e das subjetividades, tal como ocorre na China. Por outro lado, a pandemia pode ser lida como uma reação do planeta – trata-se da intrusão de Gaia a que já fizemos referência – contra o parasitismo humano, fazendo que os fluxos diminuam e o ar se torne mais limpo graças ao encerramento das pessoas em seus domicílios, demonstrando ainda a políticos mentirosos e estúpidos como Bolsonaro e Trump que a realidade não se submete a seus desejos estapafúrdios. Contra a "gripezinha" de Bolsonaro há uma potência biotanática no planeta que nunca será subjugada, sendo mais provável que nossa espécie desapareça caso não passe a considerar com muito cuidado as poucas opções ainda disponíveis. Essa é a grande vantagem que a pandemia proporciona.

Crescemos achando ingenuamente que um dia a revolução chegaria e assaltaríamos o palácio de inverno do capital à moda antiga, com baionetas e cantando *A marselhesa*. Obviamente isso não aconteceu, mas de alguma maneira estamos vivendo agora um futuro-presente em que as sensibilidades capitalistas postas estão sendo questionadas – mas não vencidas, longe disso! Trata-se de um experimento social ao mesmo tempo potente e perigoso encerrar dois bilhões de pessoas em suas casas durante tempo indeterminado. Essas pessoas podem pela primeira vez pensar e sentir a si próprias, suas famílias, suas precariedades; isso tem efeitos (des)subjetivantes poderosos – é claro que não desconsideramos que há muitos que não podem fazê-lo; temos perfeita consciência da distribuição iníqua e desigual dos riscos da pandemia, tal como já indicamos várias vezes neste livro. Além disso, a COVID-19 também está criando um fosso geracional, dado que ela atinge com especial letalidade os idosos, poupando os mais novos de maneira geral. Assim, temos uma grande mortandade de pessoas mais velhas, e com elas desaparecem tradições, narrativas, hábitos e processos de subjetivação, inclusive alguns de caráter resistente. Sobrevivem crianças e adolescentes que muitas vezes não têm contato com certas formas de crítica e de luta social e se adaptam maravilhosamente bem ao confinamento, intensificando as relações virtuais "vividas" por meio da *internet* e seus *gadgets*. Isso é alarmante: uma massa crítica mais experiente morrendo e deixando espaço para uma geração completamente dócil diante da tecnocracia algorítmica.

É nessa dimensão ambígua que a pandemia se abre como uma oportunidade – talvez a última – para repensarmos a configuração de nossas escolhas e

CONCLUSÃO – **93**

instituições. Assim, o que surge a partir da pandemia é a evidente percepção de que: 1) não voltaremos à normalidade; 2) a "normalidade" neoliberal-capitalista que vivíamos nunca foi normal e tem que ser superada; 3) os dispositivos do poder centralizado e da democracia representativa são absolutamente inócuos e incapazes de lidar com a crise que eles mesmos prepararam, seja em suas versões orientais ou ocidentais. Nessa perspectiva, a ideia de democracia radical pode encontrar a pequena porta pela qual o messias entra, segundo as altamente simbólicas palavras de Benjamin, indicando dessa maneira que novas relações (consigo e com os outros) que não passem pela representação – que hoje é sempre (auto)representação do capital – são não apenas possíveis, mas necessárias. O que pode advir disso ainda é uma incógnita. Cabe a nós tentar ler o tempo, apostar – gesto fundamental da democracia radical – e forçar a pequena porta.[78]

Mais do que uma doença do corpo, a pandemia tem se mostrado como um limite imposto ao pensar que é preciso superar. Espalhando-se graças à logística e às redes globais do capital, a pandemia de COVID-19 coloniza os afetos, impondo um medo onipresente do qual pode resultar uma completa reorganização mundial sob o signo hobbesiano da (bio)segurança, em especial considerando a desigual distribuição dos riscos entre ricos e pobres, jovens e idosos, Norte e Sul, entre muitas outras assimetrias naturais e culturais. Dessa maneira, para enfrentar a pandemia é necessário – além de médicos, hospitais, drogas e medidas de segurança – atingir um estado de clareza mental que

---

78 - Cf. Andityas MATOS, *Representação política contra democracia radical: uma arqueologia (a)teológica do poder separado* (Belo Horizonte, Fino Traço, 2. ed., 2020).

só uma filosofia *da* vida – e não simplesmente *sobre* a vida – pode constituir, apontando as zonas de fuga, as dimensões biorresistentes e as formas de eclosão de uma bioemergência que nos exige mutações, como fazem os vírus, para que possamos sobre/viver. E isso para que não acabemos eliminando nossas capacidades singulares de viver em nome de uma suposta proteção da "Vida", atualmente imposta pela bioarztquia, ou seja, por um olhar médico que, baseando-se em promessas de especialistas, marca o ritmo com o qual devemos existir a partir de agora. Nesse contexto, parece que se abrem violentamente as portas de um fascismo biotecnológico que, em nome da "Vida", pretende calar nossos corpos e colonizar nossas potências. É contra isso que este livro foi escrito e vivido.

Dados Internacionais de Catalogação na Publicação (CIP) de acordo com ISBD

M433v   Matos, Andityas Soares de Moura Costa

O vírus como filosofia I A filosofia como vírus: reflexões de emergência sobre a COVID-19 / Andityas Soares de Moura Costa Matos, Francis Garcia Collado ; traduzido por Andityas Soares de Moura Costa Matos. - São Paulo, SP : GLAC edições, 2020. 96 p.: il. ; 19cm x 12cm. – (Câmara Hermética)

Tradução de: El virus como filosofía . La filosofía como virus – Reflexiones de emergencia sobre la pandemia de COVID-19
Inclui bibliografia, índice e anexo.
ISBN: 978-65-86598-05-6

1. Filosofia. 2. Pandemia. 3. Coronavírus. 4. COVID-19. 5. Crise sanitária. 6. Crise securitária. 7. Crise social. 8. Crise econômica. 9. Crítica ao neoliberalismo. 10. Imaginação política. 11. Filosofia viral. 12. Filosofia contemporânea. 13. Crise do pensamento. 14. Biopolítica. 15. Estado de exceção. 16. Giorgio Agamben. 17. Foucault. I. Collado, Francis García. II. Matos, Andityas Soares de Moura Costa. III. Andrada, Pedro. IV. Título. V. Série.

2020-1950   CDD 100
                                                                              CDU 1

Elaborado por Vagner Rodolfo da Silva – CRB-8/9410

Índice para catálogo sistemático:
1 Filosofia 100
2 Filosofia 1

978-65-86598-05-6

este livro foi impresso nos papéis Pólen Soft 80gr (miolo) e Triplex 250gr (capa), nas famílias das fontes Arnhem Pro e HK Grotesk em setembro de 2020 pela Graphium.